Heilgeheimnisse

aus Europa, China und
Russland wiederentdecken

Monnica Hackl

Heilgeheimnisse

aus Europa, China und
Russland wiederentdecken

IRISIANA

Inhalt

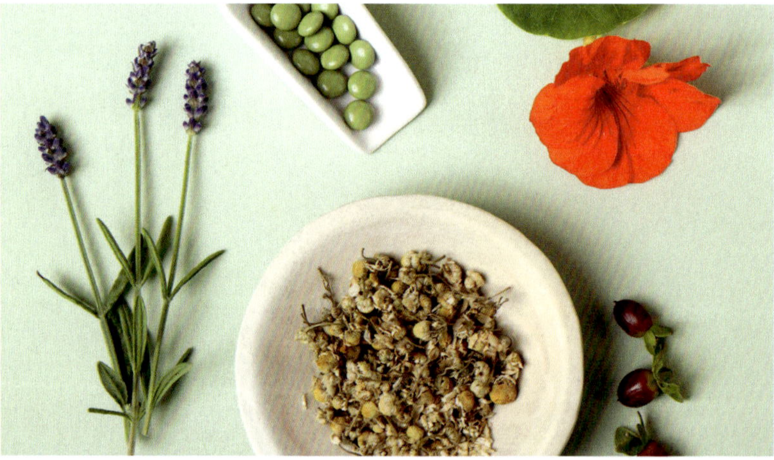

Pflanzen sind ein besonders wichtiger Bestandteil des Schatzes traditioneller Heilmethoden aus dem europäischen, chinesischen und russischen Kulturkreis.

Verborgene Heilkunde – altes Wissen wiederentdeckt

Mit diesem Buch möchte ich in Vergessenheit geratene Heilmethoden, die lange Zeit über in der Volksheilkunde gebräuchlich waren, wieder ins Bewusstsein holen. Es handelt sich dabei um sehr hilfreiche Methoden, die Gesundheit zu verbessern oder eine angeschlagene Gesundheit wiederherzustellen.

Die Methoden wurden von unseren Ahnen jahrhundertelang angewendet; im Zuge neuer Erkenntnisse in den Bereichen der Medizin und Pharmakologie gerieten sie dann jedoch zunehmend in Vergessenheit. Diese naturwissenschaftlichen Errungenschaften verbesserten die Möglichkeiten, Erkrankungen effektiv behandeln zu können, und eröffneten neue Wege und Techniken zur Heilung von Kranken. Trotz des immensen Fortschritts der modernen Medizin bleiben aber Teile des traditionellen Wissens noch heute gültig.

Das Heilwissen unserer Vorfahren ist uns auch heute noch teilweise erhalten. Es leistet wertvolle Dienste bei zahlreichen Krankheiten und Beschwerden.

Gesundheitsrezepte für jedermann

In den letzten Jahren wurden viele Menschen von einer Müdigkeit bis hin zu einem Misstrauen gegenüber der Schulmedizin mit ihrer rein auf die Materie ausgerichteten Sichtweise und ihren chemischen Arzneimitteln samt ihren schweren Nebenwirkungen erfasst. Ich denke, wir sollten froh sein, dass es die moderne Medizin mit ihren Möglichkeiten der Infektbekämpfung, operativer Eingriffe oder Zahnbehandlung gibt. Stellen Sie sich vor, wie es Ihnen im Mittelalter ergangen wäre, wenn Sie Zahnschmerzen, Diabetes oder eine Blinddarmentzündung gehabt hätten! In vielen Fällen bilden aber sanfte Behandlungen aus dem Bereich der Volksheilkunde einen sehr guten Ersatz oder zumindest eine effektive Ergänzung.

Traditionelle Heilmethoden in zeitgemäßem Kontext

Ich stelle Ihnen verschiedene Mittel und Methoden aus der europäischen, chinesischen und russischen Heilkunde vor. Aber auch moderne Erkenntnisse aus der Naturheilkunde, die nur wenigen bekannt sind, werden präsentiert und laden ein, ausprobiert zu werden. Diese Heilgeheimnisse helfen sowohl in der Prävention – also bei der Vorbeugung – und der generellen Stärkung der Gesundheit als auch bei verschiedenen Krankheitssymptomen. Hier gehe ich vor allem auf sehr gängige Beschwerden im Bereich der Wirbelsäule und der Verdauung ein. Auch Glücksrezepte bei Stress oder Schlafstörungen sind enthalten. Abschließend biete ich Ihnen eine alphabetisch nach Beschwerden aufgelistete Rezeptsammlung an.

Ich habe die überlieferten Heilgeheimnisse in einen zeitgemäßen Kontext und eine moderne, verständliche Sprache gebracht – und, wenn nötig, auch kritisch betrachtet. Sie haben die Gelegenheit, mit den Anwendungen zu experimentieren, um herauszufinden, was für Sie am geeignetsten ist. Die Heilmethoden sind effizient, schnell und einfach anzuwenden. Viele der beschriebenen Präparate lassen sich selbst herstellen; die Zutaten sind meist in jedem Haushalt vorhanden, in der Natur zu finden oder leicht zu beschaffen. Alle Rezepte und Methoden eignen sich für die Selbstanwendung. Bei einigen ist es gut, wenn Sie einen Partner haben, der Ihnen bei der Behandlung hilft.

Ich wünsche Ihnen viel Freude mit dem alten Wissen aus der europäischen, chinesischen und russischen Naturheilkunde und seiner praktischen Anwendung. Diese noch für viele Menschen verborgenen Seiten der Heilkunde sind ein wertvoller Schatz, der es verdient, bekannt gemacht zu werden.

Für viele der Rezepte finden Sie die Zutaten direkt vor Ihrer Haustür. Probieren Sie aus, wie befriedigend es ist, selbst für das eigene Wohlbefinden zu sorgen.

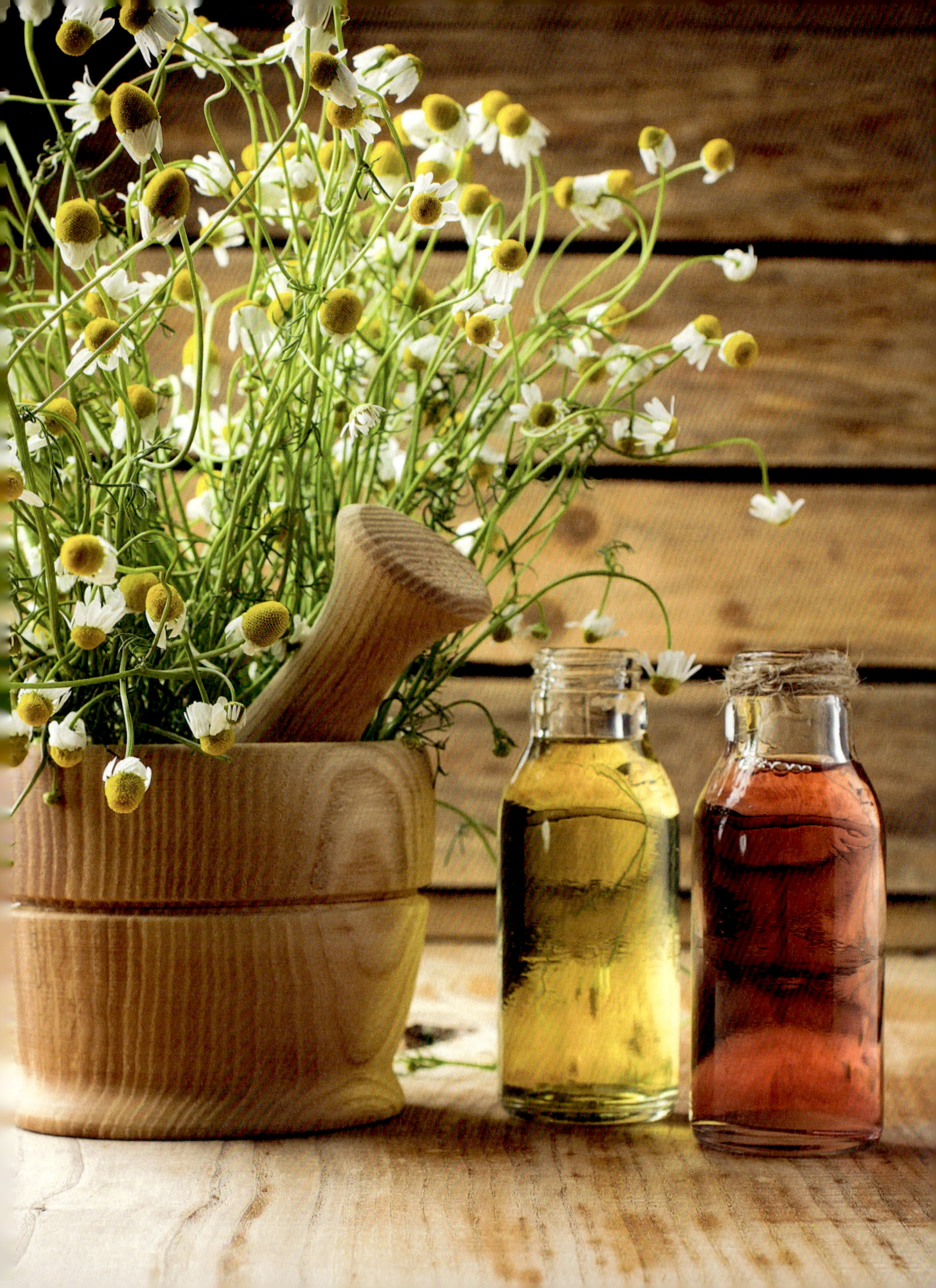

Heilkunde in Europa, China und Russland

Das Beste aus drei Kulturkreisen

Neben unserer eigenen europäischen Volksheilkunde finde ich vor allem die Heiltraditionen aus China und Russland sehr interessant und für den heutigen Selbstanwender von großem praktischem Nutzen. Ich stelle Ihnen zunächst die Besonderheiten dieser drei sehr unterschiedlichen Richtungen in der Medizin kurz vor, um Ihr Verständnis für die verschiedenen Traditionen und Entwicklungen zu vertiefen.

In den drei Kulturkreisen Europa, China und Russland haben sich ganz unterschiedliche Heilmethoden entwickelt. Sie alle helfen uns heute noch, uns gesund zu erhalten.

Besonderheiten der europäischen Heilkunde

Die europäische Heilkunde beruhte jahrhundertelang auf den Lehren der antiken Medizin. Grundlage war der sogenannte Papyrus Ebers (um 1600 v.Chr.), ein Dokument aus dem alten Ägypten, in dem Krankheiten und deren Heilungen mit medizinischen und magischen Mitteln beschrieben werden. Es folgten die beiden griechischen Ärzte Hippokrates (um 460–370 v.Chr.) und Galen (um 129–199 n.Chr.) und nach ihnen der persische Arzt Avicenna (980–1037 n.Chr.). Sie alle hinterließen umfangreiche schriftliche

Dokumente, die neben der Medizin auch philosophische, theologische, astrologische und ethische Fragen thematisieren. In ihrer universellen Betrachtungsweise berücksichtigten sie alle möglichen kosmischen und geistigen Einflüsse.

Die europäische Volksheilkunde zeichnete sich dadurch aus, dass sie mit den verschiedensten Mitteln zuerst einmal die Beschwerden des Körpers verbessern wollte. Aus diesem Grund entstanden viele Rezepturen, in denen Pflanzen oder Mineralien eingenommen oder als Packungen äußerlich auf die Haut aufgetragen wurden. Es waren im Großen und Ganzen Anwendungen, die auch von verschiedenen anderen Naturvölkern verwendet wurden. Ein Teil dieser Maßnahmen beruhte auf einem echten Kräuterwissen, ein anderer auf Aberglauben.

Immer mehr trat in der europäischen Volksheilkunde neben der Behandlung körperlicher Beschwerden auch die der Seele und des Geistes in den Vordergrund.

Erste Schritte in Richtung Ganzheitlichkeit

Eine große Ausnahme von dieser gängigen Praxis war die berühmte Äbtissin und Seherin Hildegard von Bingen (1098–1179), die erstmalig nicht nur allein an die Behandlung des Körpers dachte, sondern auch die Psyche miteinbezog. Sie ordnete nämlich den Pflanzen und Mineralien Kräfte zu, die den Körper, die Seele und das Gemüt heilen konnten. Ihre umfangreichen Werke, die heute noch erhältlich sind, beruhen auf ihren seherischen Fähigkeiten. Ihren Patienten gab sie neben den Medikamenten auch Lebensregeln mit, durch die sie ihre Gesundheit zurückgewinnen und erhalten konnten.

400 Jahre später lebte der Schweizer Arzt Paracelsus (1493–1541), ein umfassend gebildeter Mann und genialer Heiler. Er entwickelte unter anderem die Signaturenlehre, nach der jede Pflanze durch

ihre äußere Erscheinung zeigt, wofür sie gut ist. So wurde das Leberblümchen bei Leberleiden eingesetzt, weil die Blätter der Form einer Leber ähnelten. Die Pfingstrose erinnerte mit ihren üppigen roten Blüten an Hämorrhoiden und wurde als Heilmittel dafür verwendet. Auch Paracelsus bezog den ganzen Menschen samt seiner Stellung im Kosmos in seine Diagnosen ein. Er betrachtete eine Krankheit aus astrologischer, philosophischer und theologischer Sicht, also umfassend und ganzheitlich.

Medikamente und Apparatemedizin – viele Menschen suchen neben sicherlich segensreichen schulmedizinischen Behandlungsmethoden auch nach ergänzenden und alternativen Möglichkeiten der Heilung.

Siegeszug der pharmazeutischen Chemie

Anfang des 19. Jahrhunderts bot die moderne Pharmazie eine zunehmende Anzahl wirksamer chemischer Medikamente an, die einfach und mühelos besorgt und angewendet werden konnten. Die zeitaufwendige Diagnose und Behandlung durch einen Arzt trat in den Hintergrund, denn jetzt konnte er seinen Patienten mit Fertigmedikamenten schneller helfen. Das galt insbesondere für die Heilung derjenigen Personen, die an schweren Infektionen erkrankt waren. Und so begann der Siegeszug der pharmazeutischen Chemie, die ich nicht per se für schlecht halte, wie es andere Anhänger der Naturheilkunde oft tun.

Unter dieser neuen Entwicklung wurde die traditionelle Heilkunde zunehmend als altmodisch empfunden. Das änderte sich vor gut 30 Jahren, als das Kräuterbuch *Gesundheit aus der Apotheke Gottes* von Maria Treben erschien. Es schlug damals ein wie eine Bombe und traf das Bedürfnis vieler Menschen nach natürlicher Medizin. Das aus verschiedenen Quellen zusammengetragene Werk wurde ein Bestseller und läutete eine Bewegung ein, die Fertigarzneien ablehnte und alle, auch schwerste Erkrankungen, allein mit Kräutertees und Essenzen heilen wollte. Der Wahlspruch war: Chemie ist schlecht, nur Natur ist gut. Ein oft gehörtes und nicht unproblematisches Programm, gegen das Ärzte und ernsthafte Therapeuten auch heute noch vergeblich anreden. Ich denke, dass sich beides, Chemie und Natur, Schulmedizin und Naturheilkunde, durchaus ergänzen können. Tatsächlich ist die Kräuterheilkunde in all ihren Anwendungen ein sehr wichtiges Kapitel in der europäischen Medizin.

Sie können sich darauf freuen, in diesem Buch Rezepte mit Pflanzen zur Herstellung und Anwendung von Heilölen und mehr zu finden. Damit können Sie beispielsweise Ihr Rückenleiden loswerden oder Ihre Verdauungsprobleme beenden. Freuen Sie sich auch darauf, dass alle Zutaten vor Ihrer Haustür zu finden sind.

In China legte man von jeher viel Wert auf den harmonischen Fluss der Energien. Krankheit bedeutet dort ein Ungleichgewicht, eine Unausgewogenheit oder eine Blockade der Lebensenergie.

Besonderheiten der chinesischen Heilkunde

Die chinesische Medizin ist mehrere tausend Jahre alt und beschäftigt sich hauptsächlich damit, die Energien des Körpers zu harmonisieren, um ihn dadurch zu heilen. Die Lehre von Yin und Yang, den beiden einander ergänzenden großen Kräften, die sowohl im Kosmos als auch in jedem Menschen wirken, bildet die Grundlage dieser Medizin.

Während in Europa die Heilung des Körpers im Vordergrund steht, ist in China die Beschäftigung mit dem Qi – der Energie oder Lebenskraft, die in der Natur und im menschlichen Körper wirkt – von zentraler Bedeutung. Erstmals schriftlich niedergelegt wurde diese Lehre in dem berühmten *Huangdi neijing* etwa 2600 Jahre

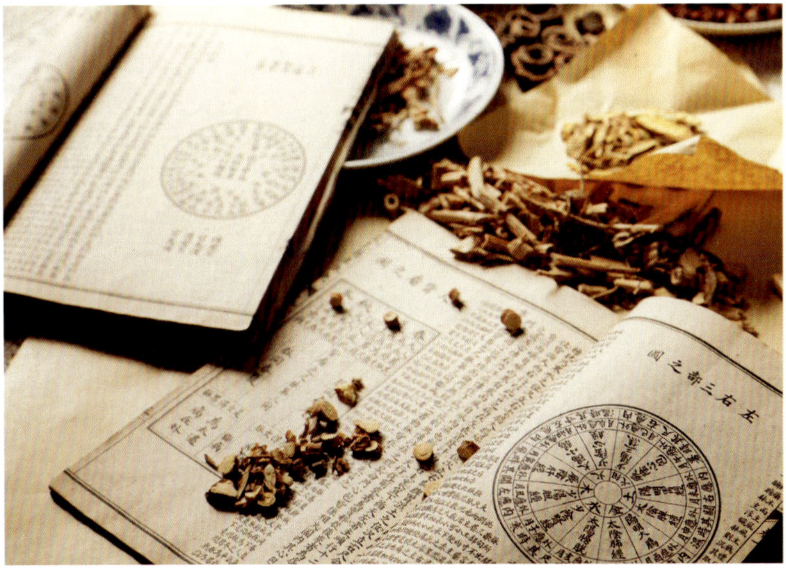

In China entwickelte sich schon früh eine ganzheitliche Betrachtungsweise des Menschen, die auch heute noch in der traditionellen Medizin gepflegt wird.

v. Chr. Dabei handelt es sich um die beiden Bücher des Huangdi, des Gelben Kaisers, der Medizinklassiker in China schlechthin. Aus ihm stammt der Satz: »Fließt das Qi, bist du gesund. Ist das Qi blockiert, bist du krank.« In Europa legten die Ärzte mehr Wert darauf, den Körper, also die Materie zu behandeln. Ganz anders in China: Dort entwickelte sich entsprechend den Schriften des Gelben Kaisers eine ganzheitliche Betrachtung, deren Hauptaufmerksamkeit auf der richtigen, der natürlichen Verteilung der Energien lag.

In ständigem Wandel begriffen

Ist ein Mensch erkrankt, so haben sich nach dieser Lehre die Energien verschoben – er hat dann etwa gestautes Yang oder übermäßiges Yin in seinen Organen. Huangdi ging es aber nicht nur um den Menschen allein. Auch äußere Einflüsse wie Jahreszeiten, Wetterverhältnisse und besonders die Stellung des Menschen zwischen den Energien des Himmels und der Erde erörterte er in seinen Schriften. Diese ändern sich nämlich in natürlicher Weise, wie sich auch das Wetter und der Lauf der Planeten ständig ändern.

Gesundheit und Krankheit werden nicht isoliert gesehen, sondern entwickeln sich in diesen großen kosmischen Zusammenhängen. Es ist also falsch zu sagen: »Yang ist gut« oder: »Yin ist schlecht«, man muss vielmehr beobachten, ob zwischen diesen beiden Kräften ein harmonisches Gleichgewicht besteht. Das bedeutet, dass nichts für immer festgeschrieben ist, sondern ein ständiger Wandel im Mikro- und Makrokosmos stattfindet, der Mensch und Natur gleichermaßen beeinflusst.

»Alles fließt« – was der griechische Philosoph Heraklit so prägnant zusammenfasste, findet in der chinesischen Vorstellung der sich stetig wandelnden fünf Elemente sein fernöstliches Gegenstück.

Diesen ständigen Wandel hat auch das *I Ging*, das *Buch der Wandlungen*, zum Thema. Darin beschrieb Kaiser Fu Xi 3000 Jahre v. Chr. Strichkombinationen, die sogenannten acht Trigramme. Mithilfe der vielfältigen Kombinationen dieser Strichcodes soll sich die ganze Welt erklären lassen – ein sehr kompliziertes Vorgehen, das großes Wissen erfordert.

Die Wandlungsphasen der fünf Elemente

Ein einfacheres Konzept, das für uns nachvollziehbarer und verständlicher ist, sind die sogenannten fünf Elemente oder Wandlungsphasen: Holz–Feuer–Erde–Metall–Wasser. Auch sie richten sich nach Erfahrungen mit den Kräften der Natur. Wenn sich alle Elemente in einem richtigen Zyklus wandeln, fördert dies die Energien und verstärkt sie: Holz wird zu Feuer, Feuer wird zu Erde, Erde bringt Metall hervor, aus Metall (Felsen) entspringt Wasser, Wasser fördert wiederum Holz (Bäume usw.). So schließt sich der Kreislauf der Naturkräfte, denen in der chinesischen Medizin auch Organe, Emotionen und Farben zugeordnet werden – ein beständiges Spiel

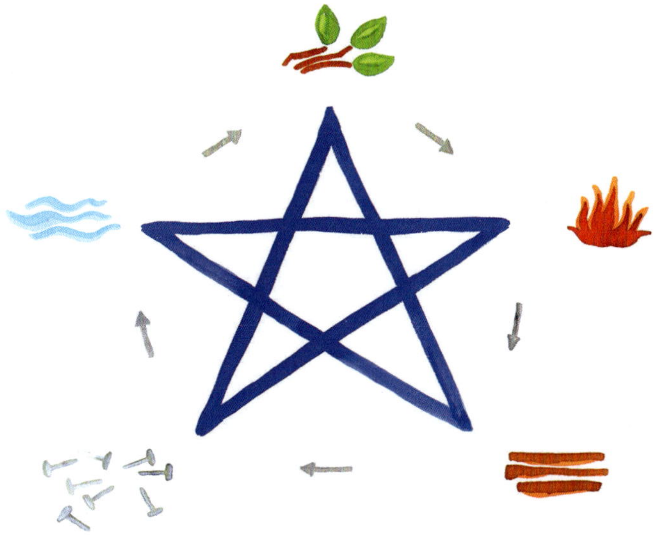

Die fünf Elemente Holz, Feuer, Erde, Metall und Wasser unterliegen laut chinesischer Philosophie einem Wandlungszyklus, einem Kreislauf der Naturkräfte.

mit wechselnden Energien, die sich in den sogenannten Meridianen, den Energieleitbahnen des menschlichen Körpers (siehe Abbildung S. 18), bewegen.

Die Meridiane sind nach den Organen benannt, mit denen sie energetisch verbunden sind, z. B. Herz, Lunge, Leber usw. Auf diesen Leitbahnen entdeckten chinesische Mediziner schon vor einigen tausend Jahren winzige Hautareale, durch die Krankheiten geheilt werden konnten, wenn sie stimuliert wurden.

Aus dieser Idee heraus entwickelte sich das System der Akupunktur. Hier werden Nadeln in bioelektrische Punkte der verschiedenen Leitbahnen (Meridiane) des Körpers gestochen, um die Lebensenergie zu lenken, um schwache Energien aufzufüllen und zu starke abzuleiten. Auch die Übungen des Qi Gong, der chinesischen Bewegungstherapie, arbeiten mit der Idee dieses ständigen Ausgleichs.

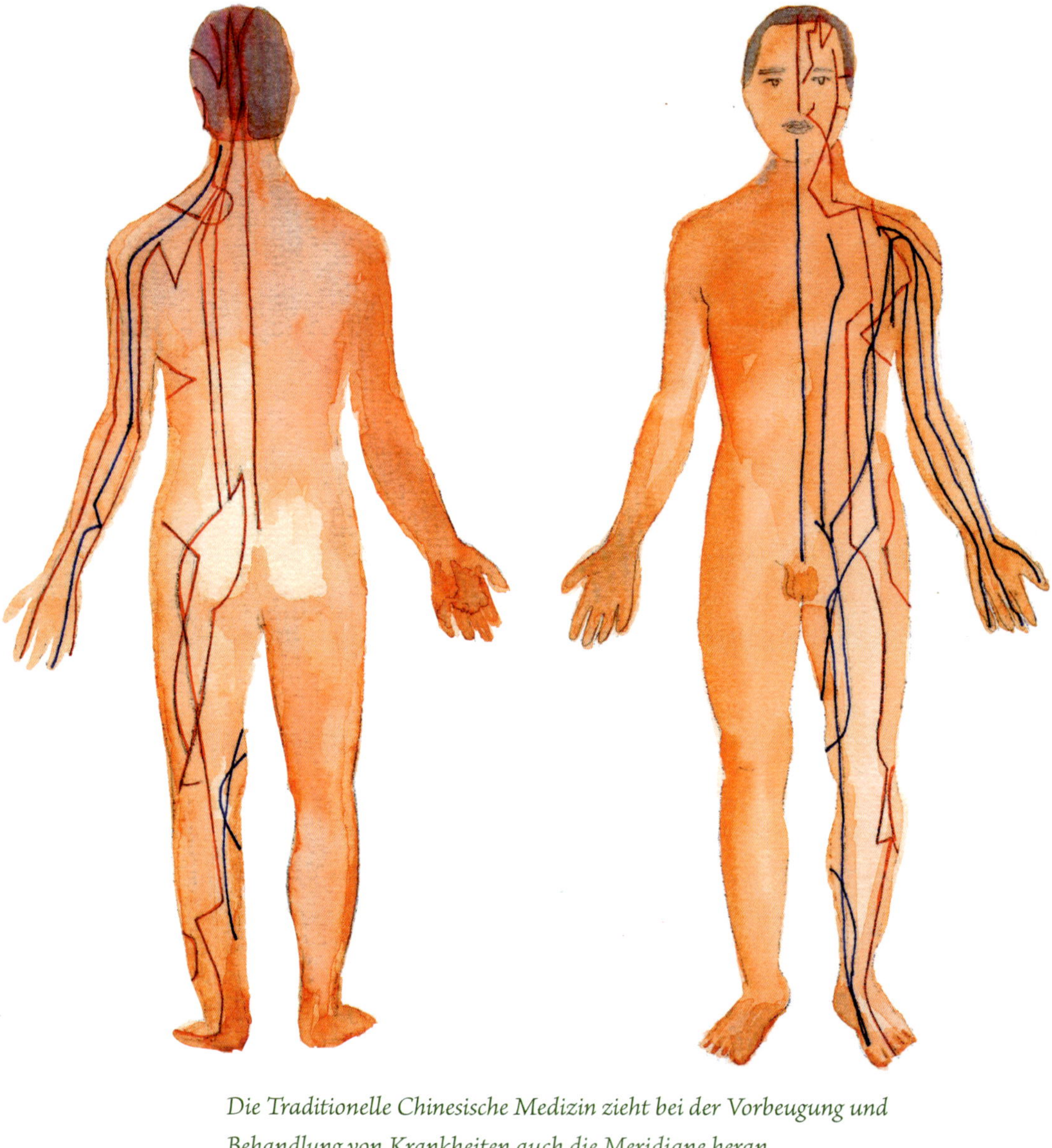

Die Traditionelle Chinesische Medizin zieht bei der Vorbeugung und Behandlung von Krankheiten auch die Meridiane heran.

Mithilfe von langsamen, ausgeklügelten Bewegungen, die wie ein Tanz in Zeitlupe wirken, werden den Organen über das Meridiansystem Energien zugeführt oder, wenn nötig, abgezogen.

Eine Heilmethode wird zum Allgemeingut

Vor 30 Jahren waren Begriffe wie »Akupunktur«, »Qi Gong« und »Meridiane« noch wenig bekannt. Heute sind sie zu Allgemeingut geworden. Wir erkennen daran, welch großen Einfluss die alte chinesische Medizin mittlerweile auch im europäischen Gesundheitsbereich eingenommen hat. Erfreulicherweise gehören heute Themen von grünem Tee bis zu Qi Gong zum Repertoire der populären Gesundheitshefte und Frauenzeitschriften.

Akupunktur, Qi Gong und viele weitere fernöstliche Heil- und Entspannungsmethoden gehören heute auch im Westen zum Repertoire alternativer Heilmittel.

Als ich vor über 30 Jahren begann, in meiner Praxis in München Akupunkturbehandlungen anzubieten, war es beinahe zur Regel geworden, dass jede Woche einmal ein Patient in Ohnmacht fiel. Die Patienten waren zwar neugierig genug, diese geheimnisvolle Therapie auszuprobieren, aber als die erste Nadel steckte, wurde es ihnen doch zu unheimlich. Zugegeben, damals waren nur chinesische Akupunkturnadeln im Handel. Sie hatten häufig Widerhaken und unebene Stellen. Heute benutze ich nur noch die superfeinen japanischen Nadeln, deren Einstich kaum zu spüren ist. Aber es lag weniger an den groben Nadeln als an der Exotik der Behandlungsart, dass die Patienten das Bewusstsein verloren. Sobald die populäre Presse das Thema aufgriff und behauptete, man könne mithilfe der Akupunktur abnehmen, sich das Rauchen abgewöhnen oder Kopfschmerzen loswerden, ist kein einziger meiner Patienten mehr in Ohnmacht gefallen.

Weiterentwicklung der Akupunktur

Tatsächlich nimmt kein Mensch durch Akupunktur ab. Da helfen nur eine Ernährungsumstellung und Bewegung. Beim Rauchen ist es ähnlich. Ein Raucher wird mithilfe der Akupunktur nur dann zum erfolgreichen Nichtraucher, wenn er wirklich entschlossen ist, damit aufzuhören. Anders verhält es sich bei Kopfschmerzen. Hier stellt die Akupunktur eine sehr erfolgreiche Methode dar, ebenso beim Burn-out-Syndrom und bei vielen anderen Beschwerden.

Auch die Akupunktur selbst machte in den letzten Jahrzehnten eine gewaltige Entwicklung zum Vorteil der Patienten durch. Besonders die Entdeckung der psychischen Punkte und der Chakrapunkte durch Frank Bahr und die Techniken der Balancemethode durch Richard Teh-Fu Tan sind eine wichtige Bereicherung für jeden Akupunkturarzt geworden.

Im Kapitel über die chinesische Heilkunde lesen Sie, wie Sie negative Energie abladen oder aus dem Körper herausziehen können. Sie erfahren auch, wie Ihre gute Laune über eine Ohrmassage wiederhergestellt wird, und natürlich noch Wissenswertes über viele andere überraschende Methoden.

In Russland waren die Menschen oft auf sich selbst gestellt und auf das, was sie in ihrer unmittelbaren Umgebung vorfanden, angewiesen. Daraus entwickelte sich ein großer Wissensschatz der Volksheilkunde.

Besonderheiten der russischen Heilkunde

Russland dehnt sich über eine riesige Landmasse aus, auf der etwa 180 verschiedene Bevölkerungsgruppen leben. Die russische Volksheilkunde entwickelte sich in ihren Ursprüngen aus den schamanischen Traditionen, die besonders in den nordöstlichen und südöstlichen Landesteilen, in Sibirien, Jakutien, Kasachstan, Burjatien,

Kamtschatka und in der Mongolei teilweise bis heute noch erhalten geblieben sind.

Die Geschichte der russischen Medizin unterscheidet sich nicht nur aus diesem Grund stark von der europäischen, die auf den Lehren der antiken griechischen Ärzte aufbaute. Auch der Einfluss, den die arabischen Ärzte des Hochmittelalters wie Avicenna auf Europa hatten, gelangte nicht bis nach Russland.

Schamanen, Wanderheiler und orthodoxe Mönche

Russland ist ein riesiges Land mit wenigen Zentren, in dem damals einzelne Gehöfte und Dörfer weit auseinander und abseits der gängigen Verkehrsverbindungen lagen. Daher waren die Bewohner darauf angewiesen, selbst Methoden zu entdecken, mit denen sie die Kranken und Schwachen in ihren zerstreuten, kleinen Siedlungen behandeln konnten. Sie wandten sich dem zu, was ihnen am nächsten war: der Natur, den Wäldern und den Steppen unmittelbar vor ihrer Haustür.

Ähnlich wie die sogenannten Barfußärzte in China kümmerten sich dort die russischen Wanderärzte um ihre Patienten – einfache Menschen, die beileibe kein Medizinstudium hatten. Sie reisten, wie es vom Mittelalter bis zur Neuzeit auch bei uns üblich war, im Land umher, um den Menschen mit ihrer Hausapotheke zu helfen. Aus dem Wissensschatz der Wanderheiler und den Rezepten, die Bauernfamilien selbst bewahrten, setzt sich noch heute die russische Volksheilkunde zusammen. Durch die längeren Handelsbeziehungen zu Byzanz gab es wahrscheinlich vereinzelte Kontakte zu orthodoxen Mönchen, die auch der Heilkunde mächtig waren. Aus diesem Grund sind in der russischen Volksmedizin auch Rezepte und Anwendungen der orthodoxen und kleinasiatischen Medizinpraxis enthalten. So kam es in Russland zu einer interessanten Mischung

Durch die verschiedenen kulturellen Einflüsse des riesigen Landes vermengte sich das Wissen der Schamanen, Wanderheiler und christlichen Mönche miteinander – sicherlich nicht zum Schaden der Patienten.

aus den Kenntnissen der Schamanen, der Wanderheiler und der orthodoxen Mönche.

Praxistaugliche Volksheilkunde

Die Mehrheit der Bevölkerung lebte in unvorstellbar einfachen und oft primitiven Verhältnissen. Wie man heute weiß, lässt eine schlichte Lebensweise mit karger natürlicher Ernährung die Menschen oft gesünder und älter werden, als es in der modernen Zivilisation üblich ist. Das traf auch auf einen Großteil der russischen Bevölkerung zu. Sie lernte trotz unwirtlicher Naturbedingungen wie Wind, Kälte und Hitze sowie karger Nahrungsmittel, gesund und kräftig zu bleiben. Mit einem der oft kompliziert herzustellenden Gebräue aus heimischen Pflanzen wurden alle möglichen körperlichen Beschwerden behandelt. Dazu nahm man damals die heimatlichen Kräuter, Flechten und Moose her. Die Beziehung zu Bäumen war außerordentlich stark, und so wurden Baumrinden, Knospen und

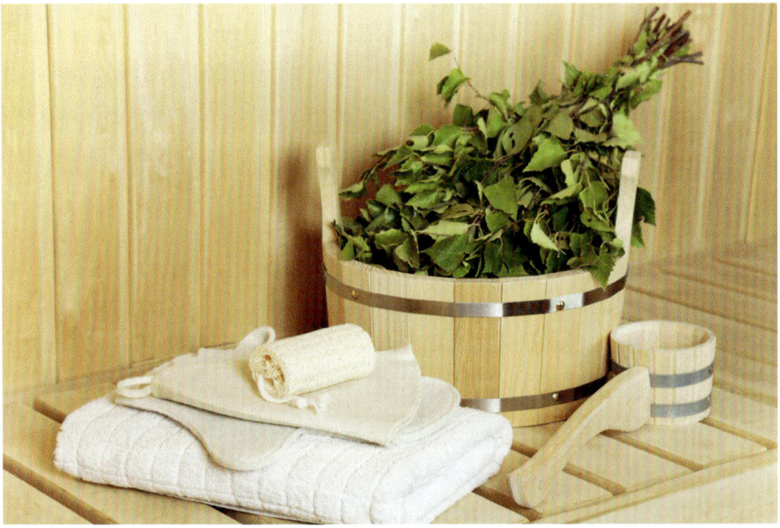

Viele traditionelle Heilmethoden wie etwa das Saunieren stammen aus der Volksheilkunde und sind meist seit Jahrhunderten oder gar Jahrtausenden erprobt.

Rindensäfte für Umschläge oder Abkochungen verwendet. Eine besondere Stellung nahm die allgegenwärtige Birke ein.
Auch die Anwendung von bestimmten mineralhaltigen Erden fand Eingang in die Behandlung innerlicher und äußerlicher Beschwerden. Diese Heilerden wurden je nach Bedarf auf die Haut aufgetragen oder als Trank verabreicht. Eine besondere Form von Erde wird gerade wieder von der Medizin erforscht: der Zeolith. Über ihn und seine Wirkung erfahren Sie mehr im Kapitel »Zeolith-Klinoptilolith für gesunde und junge Zellen« (siehe S. 48ff.).
Ähnlich wie in Finnland gehörten auch in Russland die privaten und öffentlichen Saunen ganz selbstverständlich zum alltäglichen Leben und dienten der Gesunderhaltung. Während der Saunagänge gehörte das Auspeitschen mit Birkenzweigen zum Ritual der Finnen und Russen. Denn dadurch konnte man Krankheitskeime ausscheiden und rheumatische Erkrankungen vertreiben.

Das Saunieren hat nicht nur in Finnland, sondern auch in Russland eine lange Tradition. Dabei werden Durchblutung und Schweißproduktion angeregt, Schadstoffe können den Körper schneller verlassen, und das Immunsystem wird gestärkt.

Schamanische Bräuche in christlichem Gewand

Neben diesen volksheilkundlichen Rezepten gab es wie bereits erwähnt auch den großen Bereich der schamanischen Heilkunde, der sich teils mit den Riten der orthodoxen Kirche vermischte. Diese Art von Medizin fand besonders im Einzugsgebiet schamanischer Traditionen statt. Auch nach der Bekehrung zum orthodoxen Christentum lebten diese alten Bräuche im christlichen Gewand weiter. Denn in den Klöstern war die Heilung von Kranken Tradition.
Man denke dabei an die beiden berühmten heiligen Brüder und Ärzte Kosmas und Damian, beide in Syrien um das Jahr 250 geboren. Als sogenannte Anargyri verlangten sie kein Geld von ihren Patienten und behandelten sie kostenlos. Der Begriff »Anargyri« stammt aus dem Griechischen und bedeutet wörtlich »ohne Silber«, also ohne Geld. Damit sind eben diejenigen Menschen gemeint, die Heilarbeit

ohne Bezahlung leisteten. Noch heute werden in Griechenland Kinder auf den Namen Anargyri getauft. In den russisch-orthodoxen Klöstern in Kiew lebten die Mönche Antonios, Agapyt und Alympius: Auch sie behandelten die Armen und werden heute noch als heilige Ärzte verehrt.

Durch die Zarenfamilie hielt die westliche Medizin schließlich auch in Russland Einzug. Dennoch sind viele traditionelle Heilmethoden bis heute nicht vergessen.

Dass schließlich auch eine modernere Form der Medizin in Russland einziehen konnte, ist letztlich dem Interesse der Zaren an ihrer eigenen Gesundheit und der ihrer Familien zu verdanken. Sie hatten anscheinend nicht allzu viel Vertrauen in die heimischen Ärzte und standen daher den westlichen Wissenschaften sehr aufgeschlossen gegenüber. So kam es, dass zahlreiche westlich ausgebildete Ärzte an den Zarenhof zogen, um dort die Zarenfamilie selbst und die gehobenen Bevölkerungsschichten zu behandeln. Dieses Misstrauen hatte auch seinen Grund, denn lange Zeit gab es in Russland nur Heilkundige, die unserem mittelalterlichen Bader oder den chinesischen Barfußärzten entsprachen. Sie konnten Wunden pflegen und verbinden, Zähne ziehen und verrenkte Knochen wieder einrichten. Dieser bäuerlichen Notfallheilkunde blieben allerdings die modernen Erkenntnisse und hygienischen Regeln der Medizin bis in die Neuzeit weitgehend unbekannt. Umso erstaunlicher ist es, welchen gewaltigen Sprung die russische Medizin machte, als die Wissenschaft begann, sich mit der Erforschung des Weltraums und der Gesundheit der Astronauten zu beschäftigen.

Die moderne russische Informationsmedizin

Im 20. Jahrhundert ereignete sich in Russland eine bedeutende Wende in der Medizin auf höchstem Niveau: Die Idee des Heilens

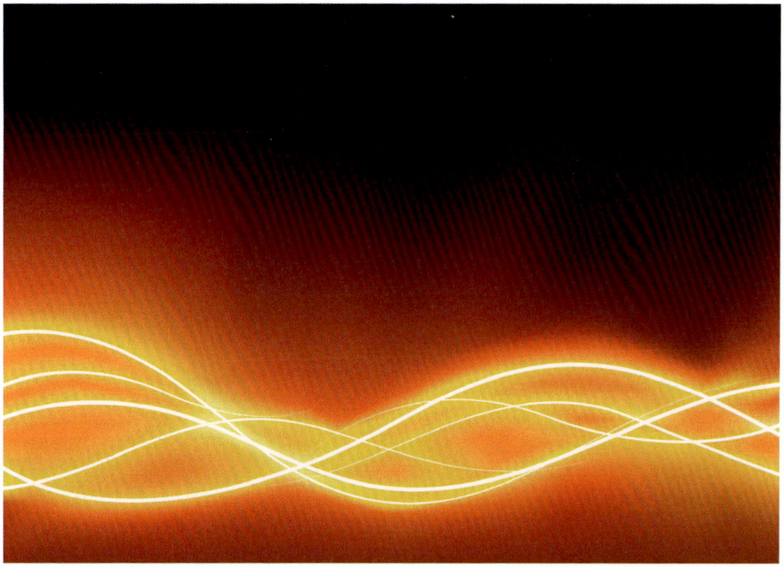

Die Idee des Heilens mit Frequenzen wurde im 20. Jahrhundert in Russland entwickelt und hat seitdem zahlreiche bewährte Anwendungsbereiche gefunden.

mit Frequenzen wurde entwickelt. Ursprünglich entstand sie aus der Notwendigkeit, die Gesundheit von Astronauten auf ihren Reisen ins All zu erhalten. Schließlich hatten sie in ihren Raumfähren nicht genug Platz, um ein großes Sortiment an Medikamenten mitzunehmen, das sie während ihrer Reise brauchen würden. So kam es zu der Entwicklung der Informationstherapie. Sie war und ist bahnbrechend, denn durch sie sind die Patienten nicht mehr vorrangig auf die Einnahme von Medikamenten angewiesen. Krankheiten werden mit den entsprechenden Schwingungen behandelt, die ihnen entgegenwirken und so zur Heilung führen. Unvergesslich ist mir eine Dokumentation von Prof. Sergej Konoplev geblieben, dessen Vorträge ich besuchte. Er hatte das mit Protozoen belastete Blut eines Patienten in eine Petrischale gefüllt. Protozoen sind einzellige Lebewesen wie z.B. die Erreger der Toxoplasmose oder Malaria; sie können die Auslöser für zahlreiche Erkrankungen sein. Neben die

Petrischale legte er ein kleines Gerät, das genau die Frequenz aussandte, die das Blut von den Kleinstlebewesen befreien sollte. Ich konnte zusehen, wie sich die Protozoen innerhalb von ein bis zwei Minuten immer dicker aufblähten, bis sie alle zerplatzten. Anschließend schaltete man das Gerät auf eine Drainagefrequenz, damit das Blut des Patienten wieder gereinigt wurde. Mit keinem Medikament hätte man das in dieser Kürze und Vollkommenheit erreichen können. Und das mit einem Gegenstand, der kaum größer als eine Zigarettenpackung ist!

Freuen Sie sich darauf, in diesem Buch einige Methoden der klassischen und modernen russischen Heilkunde kennenzulernen.

Klassisch und modern muss kein Gegensatz sein: Viele Methoden der Schulmedizin und der traditionellen Heilkunde ergänzen einander, in Europa, China und Russland gleichermaßen.

Die drei Heilkunden im Vergleich

Wie Sie sehen, hat jeder dieser drei Kulturbereiche seine eigene Philosophie der Heilkunde und auch seinen eigenen Entwicklungsweg in der Medizin. Während man sich in Europa allmählich von der alten Volksheilkunde hin zur pharmazeutischen Therapie, zu Operationstechniken und zur Apparatemedizin wandte, nahmen China und Russland einen ganz anderen Weg. In China stehen sich heute zwei große Blöcke gegenüber: erstens der riesige Bereich der jahrtausendealten energetischen Medizin, zu der Qi Gong, Akupunktur, Pulsbeobachtung, Atemtherapie und dergleichen mehr gehören; und zweitens die moderne Medizin, die vom Westen übernommen wurde. Obwohl die westliche Medizin das moderne Leben in China beherrscht, gelten immer noch die uralten Regeln des Daoismus, des Gelben Kaisers und der großen Qi-Gong-Meister. Vereinfacht ausgedrückt gehen die jüngere Generation und die Einwohner der großen Städte eher zum westlich ausgebildeten Arzt. Die älteren Chinesen hingegen bevorzugen die traditionelleren Heilmethoden und die darin enthaltene Philosophie des Daoismus.

Am einschneidendsten verlief die Entwicklung in Russland. Über Jahrhunderte wurden nur die einfachsten Heilmethoden angewandt; diese bedienten sich der Kräuter, Bäume und Erden, die die freie Natur vor der Haustür bereitstellte. Die Zaren der Neuzeit luden schließlich westliche Ärzte ein, nach Russland zu kommen. Diese beiden Pole – die Medizin der einfachen Leute und die Medizin der gehobenen Schicht – blieben lange Zeit die Regel. Erst im 20. Jahrhundert gab es bahnbrechende Neuerungen. Im Zeitalter der Weltraumforschung und des Kalten Krieges begannen die russischen Wissenschaftler, mit Frequenzen und Informationsübertragungen zu arbeiten, auch um z.B. eventuelle Gegner zu beeinflussen. Es ist eine Ironie des Schicksals, dass diese Bemühungen zu einer Bereicherung der Heilkunde führten. Als erfreuliches Nebenprodukt dieser Forschungen entstand nämlich eine einzigartige Komplementärmedizin für das 21. Jahrhundert: die Behandlung von Kranken mithilfe von Frequenzen.

Die bahnbrechenden Neuerungen der russischen Informationsmedizin kommen uns auch heute noch zugute.

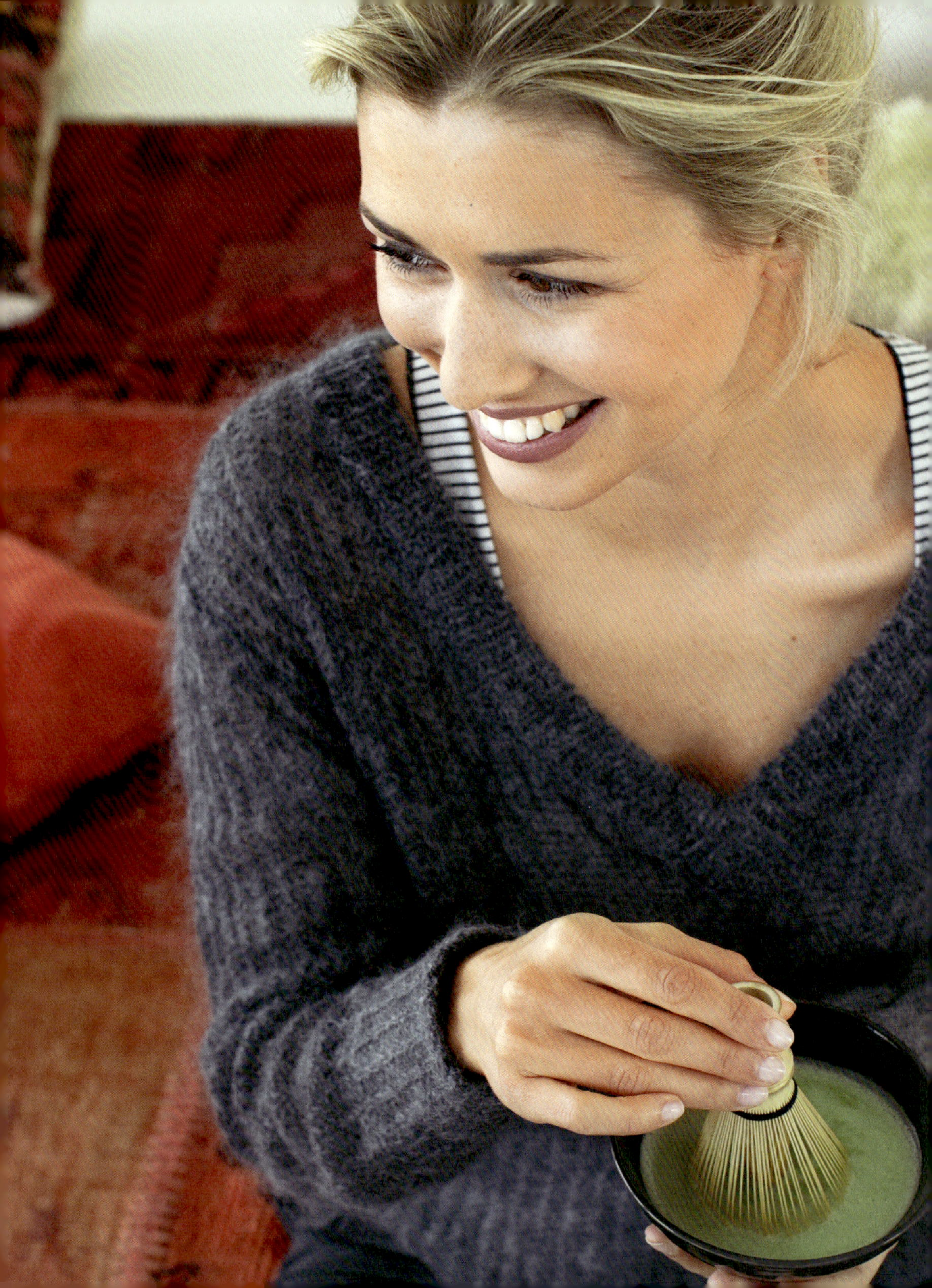

So stärken Sie Ihre Gesundheit

durch präventive Maßnahmen

Am besten wäre es natürlich, gar nicht erst krank zu werden! Die Naturheilkunde bietet hierzu eine Vielzahl vorbeugender Maßnahmen, die die gesamte Gesundheit stärken. Das Thema Prävention gewinnt heute zunehmend an Bedeutung, da unsere Lebenserwartung stetig steigt. Je gesünder wir bis ins hohe Alter bleiben, desto länger können wir uns selbst versorgen. Und genau das ist es, was sich die meisten Menschen wünschen: möglichst lange selbstständig zu bleiben und die Kraft zu haben, sich ohne fremde Hilfe versorgen zu können.

Über dieses Thema gibt es umfangreiche Studien der Anti-Aging-Forschung, die nun wirklich nichts mit Liften und Schönheitsoperationen zu tun hat, sondern sich die Frage zur Aufgabe stellt, was man tun kann, um auch im fortgeschrittenen Alter gesund zu bleiben. Einige dieser Studien befassen sich mit den zentralen Themen der Bewegung, der Ernährung, des Hormonhaushalts und mit bestimmten Nahrungsergänzungsmitteln, die der Gesundheit förderlich sind. Die europäische, russische und chinesische Heilkunde liefern dazu wertvolle Methoden, die über einen langen Zeitraum hinweg erprobt und geprüft wurden. Deshalb bieten sie verschiedene Möglichkeiten, die ohne jedes Risiko und mit garantierter Wirkung anzuwenden sind.

Vorbeugen ist besser als heilen – das alte Sprichwort hat immer noch Gültigkeit. Am besten wäre es natürlich, die Gesundheit zu stärken und damit Krankheiten von vornherein zu vermeiden.

Lebenspflege statt Krankheitsbehandlung

Am radikalsten wurde die Idee der Prävention im alten China umgesetzt, denn dort war es Brauch, einen Arzt nur so lange zu bezahlen, wie sein Patient gesund blieb. Es gibt eine amüsante Geschichte von einem Mann, der auf der Suche nach dem besten Arzt war. Damals gab es im chinesischen Reich die Vorschrift, dass die Ärzte für jeden verstorbenen Patienten eine kleine Lampe vor ihre Praxis stellen mussten. Alle Ärzte, die der Mann aufsuchte, hatten eine beachtliche Zahl von Lämpchen vor ihrer Tür brennen und kamen daher für ihn nicht infrage. Endlich fand er einen Arzt, vor dessen Fenster nur eine einzige Lampe brannte. Er ließ sich von ihm behandeln und wurde geheilt. Nach der gelungenen Therapie gestand ihm der Arzt, dass er seine Praxis an dem Tag eröffnet hatte, an dem der Patient das erste Mal zu ihm gekommen war.

Die Dosis macht das Gift, das gilt im Prinzip in allen Lebensbereichen. Ob Ernährung, Bewegung oder Entspannung – auf die Ausgewogenheit kommt es an.

Die goldene Regel des Maßhaltens

Die sogenannte Lebenspflege der alten Chinesen entspricht unserer heutigen Idee der Prävention. Wenn man sich die Ratschläge der traditionellen chinesischen Medizin für ein langes und gesundes Leben anschaut, gibt es einen Punkt, der sich in allen Lebensbereichen von der Nahrungsaufnahme bis zur Sexualität wiederholt, nämlich jenen der Mäßigung. Dieses Prinzip bezieht sich nicht nur auf Essen, Trinken und Bewegung, sondern auch auf die Pflege der Psyche, die frei von Gier, Ehrgeiz, Eifersucht und Hochmut sein soll. Ein gleichmäßiger Geist, der sich nicht von Emotionen beherrschen lässt, ist das Idealbild der Chinesen.

Eine besonders populäre Form sowohl der Prävention als auch der Therapie stellt das Qi Gong dar. Seine sanften und fließenden Bewegungen dienen dazu, alle Energiekanäle des Körpers frei zu halten, damit die Organe bestens mit Qi versorgt werden können. Gleichzeitig entspannt sich der Geist, er wird ruhig und gelassen. Wie mächtig diese Idee noch heute ist, zeigt sich in der enormen Verbreitung des Qi Gong. Nicht nur in China gehört es zum Alltag, auch im Westen praktizieren immer mehr Menschen Qi Gong, weil sie dadurch ruhiger und ausgeglichener werden.

In China legt man schon von jeher viel Wert auf präventive, also vorbeugende Maßnahmen. In Russland und Europa konzentrierte man sich eher darauf, bereits entstandene Krankheiten zu behandeln.

Konzentration auf heilende Maßnahmen in Russland und Europa

Im alten Russland und Europa gab es ein vergleichsweise kleineres Spektrum an präventiven Maßnahmen. Man beschäftigte sich mehr damit, schon vorhandene Gebrechen zu heilen, als ihnen vorzubeugen. So zählten Saunieren und Bäder zu den Anwendungen, mit deren Hilfe die Bevölkerung Infekte ausschwitzen und den Körper abhärten konnte. Später kamen noch Purgierkuren – Reinigungskuren – dazu, die den Zweck hatten, schädliche Säfte aus dem Körper auszuleiten. Sowohl die europäische als auch die russische Heilkunde bietet darüber hinaus aber noch einige weitere effektive Mittel zur Prävention, die ich Ihnen vorstellen werde.

Im heutigen Medizinbetrieb stellen präventive Angebote einen wichtigen und umfangreichen Bestandteil der Heilkunde dar. Denken Sie beispielsweise an die vielen Vorsorgeuntersuchungen, den jährlichen Gesundheitscheck oder die Vorsorgetermine für Babys und Kleinkinder. Fast jeder von uns hat bereits mehrere solcher Termine absolviert. Sie dienen dazu, Gesundheitsstörungen möglichst

Auswahlkriterien für Methoden und Rezepte

Ich habe aus den zahlreichen Methoden eine Auswahl für Sie getroffen. Dabei halte ich mich an die folgenden Kriterien:

- **Die Rezepte sind erprobt und sicher anzuwenden.**
- **Die natürlichen Zutaten sind überall in Apotheken oder Kräuterläden erhältlich. Auch Rezepte, deren Grundsubstanzen Sie leicht selbst sammeln können, habe ich aufgenommen.**
- **Die Zubereitung und Anwendung sind einfach und schnell durchzuführen. Denn wenn wir heute etwas nicht haben, dann ist es Zeit.**
- **Die folgenden Rezepte haben eines gemeinsam: Sie können sowohl präventiv als auch bei schon aufgetretenen Beschwerden eingesetzt werden. Gerade das macht auch den Charme dieser Heilgeheimnisse aus, denn man muss nicht erst krank werden, um sie auszuprobieren.**

Sie finden in diesem Buch eine Mischung aus modernen und traditionellen alternativen Heilmethoden, die sowohl vorbeugend als auch therapeutisch eingesetzt werden können.

früh zu erkennen. Und seit Ende der 1990er-Jahre steht nicht nur der Körper im Blickpunkt der modernen Medizin; in der Wissenschaft der Psychoneuroimmunologie etwa konzentrieren sich die Forscher auf die Wechselwirkungen zwischen Körper und Seele.

Leider können präventive Maßnahmen aus der Schulmedizin bei älteren Menschen auch eine Frage des Geldes sein. So ist es z.B. häufig nötig, einen Mangel im Hormonstoffwechsel durch einen Ausgleich der Hormone DHEA, Testosteron oder Progesteron zu beheben. Die Patienten fühlen sich nach einer solchen Behandlung sehr viel besser, doch die Krankenkassen erstatten die notwendigen Ergänzungsmittel nicht. Und das obwohl nachgewiesen ist, dass Testosteron Depressionen und Herz-Kreislauf-Erkrankungen verhindert, Progesteron vor Gebärmutterhals- und Brustkrebs schützt und DHEA die gefürchtete Sarkopenie des Alters aufhält. Mit Sarkopenie bezeichnet man den Verlust an Muskulatur, durch den auch die Haut schlaff wird.

Zur Prävention und als Therapie

Die chinesische, russische und europäische Volksheilkunde bieten Methoden an, die sowohl den Körper stärken als auch Krankheiten schon im Vorfeld vertreiben können. In diesem Sinne können die vorgestellten vorbeugenden Maßnahmen fast alle auch als Therapie angewandt werden. Rezepte wie Eichelkaffee, Qi-Gong-Übungen oder Massagen können sowohl therapeutisch als auch präventiv eingesetzt werden.

Aus der europäischen Heilkunde

Zu den wertvollsten präventiven und auch therapeutischen Mitteln, die uns aus der europäischen Heilkunde überliefert sind, gehören die Früchte der Eiche und die Samen der Brennnessel. Beide Mittel möchte ich Ihnen im Folgenden genauer vorstellen.

Alle Rezepte in diesem Buch sind erprobt und altbewährt und absolut sicher in der Anwendung, sofern Sie die hier und da gegebenen Hinweise und Empfehlungen beachten.

Eichelkaffee – das Wundermittel der europäischen Heilkunde

Von Paul Diepgen, dem berühmten Medizinhistoriker und Professor der Humboldt-Universität in Berlin, stammt der Ausdruck vom »abgesunkenen Kulturgut«. Damit verstand er Behandlungen aus der Volksheilkunde, die noch vereinzelt aufzufinden, aber kaum mehr gebräuchlich waren. Wer sein Wissen um die Heilkraft der Eichel erweitern möchte, sollte die interessanten Berichte des Arztes Dr. Conrad Zwierlein lesen, die er 1823 verfasste. In seinem kleinen Büchlein *Der deutsche Eichbaum und seine Heilkraft* sind seine eigenen und die Erfahrungen seiner Arztkollegen gesammelt. Das Loblied auf dieses Heilmittel ist so eindringlich beschrieben, dass man am liebsten sofort in die Natur hinausspringen möchte, um sich ein paar Eicheln zu sammeln. Genau so erging es mir, aber da die Jahreszeit nicht passend war, suchte ich nach anderen Quellen und fand ein Kräuterhaus, das mir ein Pfund gemahlenen Eichelkaffee innerhalb eines Tages zusandte. Natürlich war ich neugierig und trank zuerst selbst davon. Ich war begeistert von der Wirkung und empfahl ihn meinen Patienten weiter. Sie alle berichteten, dass sie schon nach einer Tasse am Morgen den ganzen Tag lang frisch und wach waren und ein warmes Wohlgefühl im Magen hatten.

Eichelkaffee beruhigt gereizte Verdauungsorgane, senkt den Blutzuckerspiegel und stärkt die Abwehrkräfte. Darüber hinaus hat er eine belebende Wirkung.

Über die zahlreichen Heilwirkungen hinaus, auf die ich gleich genauer eingehen werde, hat Eichelkaffee wichtige präventive Funktionen. Er verhindert, dass sich die Magenschleimhaut entzündet, sodass eine Gastritis erst gar nicht entstehen kann. Dadurch, dass er anregend auf die Darmtätigkeit wirkt, wird der Darm gereinigt und von schädlichen Ablagerungen befreit. Auf diese Weise werden Entzündungen der Schleimhäute verhindert. Und da er den Körper energetisiert, werden auch die Abwehrkräfte gestärkt, sodass es seltener zu Infektionen kommt. Sänger oder Personen, die häufig sprechen müssen, sollten täglich Eichelkaffee trinken, denn er verhindert eine Reflux-Erkrankung. Dabei steigt oft unbemerkt etwas Magensäure nach oben und reizt den Kehlkopf, sodass die Stimme heiser und rau klingt.

Eichelkaffee hilft in vielen Fällen

Ich bin mir nicht ganz sicher, welche Eigenschaften des Eichelkaffees die wichtigsten sind. Und es ist in der Tat schwer zu entscheiden, ob er ein größeres Heilmittel für den Magen oder ein wichtigeres Stärkungsmittel für die Patienten ist. Ich beginne mit dem Verdauungsapparat, denn er ist ein sehr empfindliches System, das nicht nur auf die aufgenommene Nahrung reagiert. Magen und Darm sind noch dazu dem vegetativen Nervensystem unterworfen und reagieren daher auch auf Einflüsse wie Stress, Angst, Kummer, Überforderung und andere psychische Faktoren. Wenige wissen, dass sich unter seelischem Druck sogar die Produktion der Magensäure ändert. Die Redewendung »Jetzt bin ich aber sauer« entspricht daher nicht selten den medizinischen Tatsachen, denn Ärger oder Kummer führt z. B. dazu, dass die Magen- oder Gallensäure ansteigt oder abfällt. Beides beeinträchtigt das Wohlbefinden enorm, wenn es nicht behandelt wird. Eine befreundete russische Ärztin pflegt zu sagen: »Niemand kann schön sein, wenn der Magen und die Verdauung nicht stimmen.« Und in der Tat: Die Haut wird welk und grau, und die Mundwinkel verziehen sich deutlich nach unten – alles Anzeichen dafür, dass der Körper Stress mit dem Verdauungssystem hat.

Oft sieht man es uns an, wenn mit der Verdauung etwas nicht stimmt. Dann wirkt die Haut fahl, und wir nehmen insgesamt einen säuerlichen Gesichtsausdruck an.

Regulation der Verdauungsfunktionen

Morgens und abends zwei Tassen Eichelkaffee bringen einen geschwächten oder gestörten Verdauungsapparat recht schnell wieder in Ordnung. Es kann sich dabei sowohl um Durchfall als auch um Verstopfung oder um eine unregelmäßige Verdauung handeln. Hier können wir uns zwei hervorragende Eigenschaften des Eichelkaffees zunutze machen: Da er zugleich ein Tonikum, also ein Stärkungsmittel ist, verschwinden melancholische Stimmungen schnell. Und bei Magen- und Darmproblemen kann man sich auf seine gute Wirkung verlassen.

Besonders bei Magenproblemen ist Eichelkaffee sehr zu empfehlen. Wenn der Magen schwach ist und nicht genügend Verdauungssäfte bereitstellen kann, wird er dazu angeregt, wieder ausreichend Magensaft zu produzieren. Aber auch bei der gegenteiligen Fehlfunktion, wenn ein Zuviel an Magensäure entsteht, das zu Sodbrennen führt, finden die Patienten überraschend schnell Erleichterung. Einige Tassen Eichelkaffee über den Tag verteilt wirken hier Wunder.

Eichelkaffee als Tonikum

Eichelkaffee ist ein hervorragendes Stärkungsmittel. Geschwächte Personen, die kaum mehr Kraft haben und unter Appetitlosigkeit leiden, erholen sich bald und bekommen wieder Freude am Essen, wenn sie täglich mehrere Tassen Eichelkaffee trinken. Menschen, die eine schwere Erkrankung durchgestanden haben, kommen durch Eichelkaffee ebenfalls schneller wieder zu Kräften.

Auch zu große körperliche Anstrengung kann dazu führen, dass eine anhaltende Schwäche auftritt, die sich über Monate hinzieht. Einer meiner Patienten erlebte dies auf sehr unangenehme Weise. Nach einer sehr anstrengenden Bergtour, bei der er sich überforderte, kam es zu einem körperlichen und psychischen Zusammenbruch, der ihn über zwei Jahre in seiner Lebensqualität einschränkte. Er wollte nicht mehr aus dem Haus gehen, weil er sich so elend fühlte, konnte kaum mehr etwas essen und schleppte sich förmlich durchs Leben. Nachdem er zwei Tage lang Eichelkaffee getrunken hatte, fühlte er sich schon etwas besser und innerhalb weniger Wochen gewann er mithilfe des Eichelkaffees seine Kraft langsam wieder zurück.

Aus der Not eine Tugend machen: Früher trank man Eichelkaffee, wenn keine Kaffeebohnen zur Verfügung standen. Heute weiß man um die zahlreichen gesundheitlichen Vorzüge des traditionellen Getränks.

Unbekannt, aber wirkungsvoll

Wenn ich in meinem Umfeld frage, ob Eichelkaffee bekannt sei, bekomme ich meistens ein Kopfschütteln als Antwort. Einige ältere Leute erzählten mir, dass das ein ganz billiger Kaffeeersatz gewesen sei, der zu Kriegszeiten und bei armen Familien auf dem Lande verwendet wurde. Die einzige »richtige« Antwort bekam ich von einer 80-jährigen Dame, die sagte: »Ich weiß von meiner Großmutter,

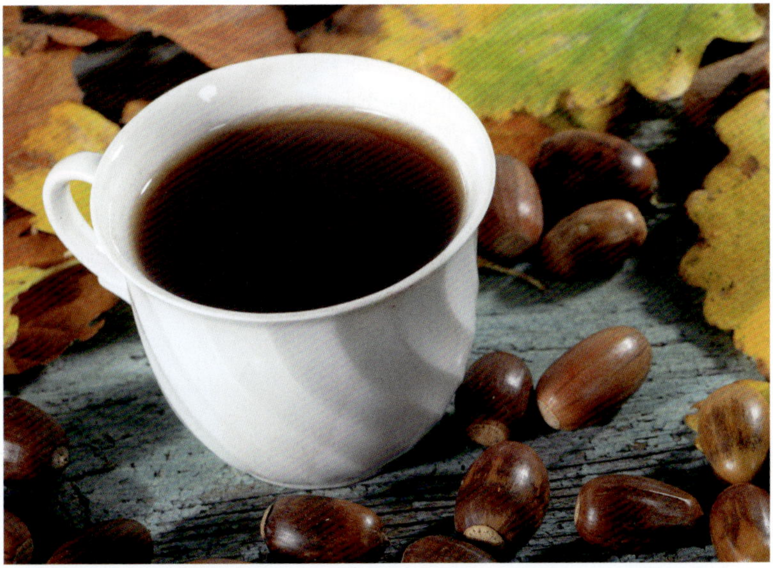

Eichelkaffee, ein traditionelles Heilmittel aus Europa, hat sich vor allem bei Verdauungsbeschwerden und als Mittel bei körperlicher Schwäche bewährt.

dass das ein ganz billiges Zeug ist, das wahre Wunder wirkt.« Ganz so billig ist Eichelkaffee allerdings nicht mehr zu haben, immerhin kostet ein Pfund davon inklusive Versand fast 30 Euro. Da aber für einen Liter nur zwei gestrichene Teelöffel gebraucht werden, haben Sie lange Freude an diesem einen Pfund.

Die wenigsten wissen, dass Eichelkaffee nicht nur bei Verdauungsbeschwerden oder als Mittel bei körperlicher Schwäche hilfreich ist. Auch in der Frauenheilkunde nahm er traditionell einen wichtigen Platz ein. So wurde er früher eingesetzt, um Frauen, die eine Fehlgeburt hatten, wieder auf die Beine zu helfen. Auch nach einer anstrengenden Geburt, wenn der Wochenfluss zu lange anhält oder die Frau aufgrund des Stillens geschwächt ist, hilft er dabei, dass sich die körperlichen Funktionen wieder normalisieren. Bei einer zu starken Monatsblutung, die sich noch dazu lange hinzieht, reguliert der Eichelkaffee schnell den Zyklus. Sogar die gefürchteten

Entzündungen der Eierstöcke oder des Unterleibs heilen allmählich aus. Gefürchtet deshalb, weil sie die Neigung haben, chronisch zu werden, und dabei die Ovarien verkleben können. Dadurch können Unterleibskrämpfe entstehen. Häufig sind junge Frauen und Mädchen davon betroffen, die sich gedankenlos auf eine kalte Unterlage setzen oder ihre nasse Badekleidung am Körper trocknen lassen.

Durch ein Ungleichgewicht der Hormone kann es bei Frauen zu verschiedenen Problemen kommen, die häufig auf die Psyche geschoben werden, damit aber gar nichts zu tun haben. Bei einem Mangel an bestimmten Hormonen kann es zu Ängsten und einer scheinbaren Nervenschwäche kommen. Auch eine psychische Überreiztheit oder Empfindlichkeit hinsichtlich äußerer Einflüsse und Nahrungsmittel ist nicht selten. Stauungszustände wie Ödeme – Flüssigkeitsansammlungen im Gewebe – oder Hämorrhoiden können durch ein hormonelles Ungleichgewicht verursacht werden. Auch diese unspezifischen Probleme sprechen gut auf Eichelkaffee an. All dies sind Erfahrungen der alten Ärzte, die sie mit ihrem Patientenklientel über Jahre hinweg machten. Sie beobachteten ihre Patienten genau und berichteten über diese bewährten Anwendungen des Eichelkaffees, der sich oft genug den chemischen Medikamenten als überlegen erwies. Und jetzt möchten Sie sicherlich wissen, wie Sie einen Eichelkaffee zubereiten können.

Eichelkaffee hat sich auch in der Frauenheilkunde bewährt. Er wirkt sich positiv auf einen ausgeglichenen Hormonspiegel aus. Häufig ist ein hormonelles Ungleichgewicht die Ursache vieler Frauenleiden.

Dosierung und Zubereitung von Eichelkaffee

Schon Dr. Zwierlein warnte davor, zu viel Eichelpulver für die Zubereitung des Kaffees zu verwenden. Die Wirkung kann sonst zu heftig sein, und die Beschwerden können sich sogar noch verstärken. Empfindliche Menschen beginnen zunächst mit vier Gramm Eichelkaffeepulver pro Tasse. Wenn es Ihnen bekommt, können Sie die Menge langsam steigern. Die allgemein empfohlene Dosis ist ein gestriche-

Eichelkaffee selbst herstellen

Wenn Sie den Eichelkaffee selbst herstellen möchten, haben Sie einige intensive Arbeitstage vor sich. Zuerst werden die Eicheln aufgesammelt. Sie fallen im September und Oktober von selbst von den Bäumen. Das Einsammeln ist der schönste Teil der Eichelkaffeeproduktion, denn an einem sonnigen Herbsttag durch den Wald zu streifen tut immer gut. Hier die weiteren Schritte der Zubereitung des eigenen Eichelkaffeepulvers:

- Die Eicheln werden zuerst von ihrem Hütchen, in dem sie stecken, befreit.
- Schneiden Sie dann mit einem Messer die harte Schale ein und pellen Sie den Kern heraus. Vorsicht, die Schale ist scharf und kann Ihre Finger verletzen!
- Der Eichelkern liegt noch nicht blank, sondern ist von einer festen, pelzigen Haut umgeben, die ebenfalls entfernt wird. Das ist eine ziemlich aufwendige Sache und erfordert viel Geduld, denn die Haut wird mit einem Messer abgekratzt.
- Jetzt werden die Eicheln grob zerhackt und bei geringer Hitze in einer Pfanne oder im Ofen getrocknet. Dieser Dörrvorgang kann bis zu einer halben Stunde dauern. Wenn die gehackten Kerne in einem sauberen Gefäß und an einem trockenen Ort aufbewahrt werden, halten sie sich über ein Jahr lang.
- Bevor Sie die erste Tasse Eichelkaffee trinken können, werden die gehackten Kerne in einem Mörser zerstoßen. Lassen Sie sich nicht täuschen, sie sind sehr hart, und man braucht ordentlich Kraft, um ein grobes Pulver daraus herzustellen. Arbeiten Sie aber nicht zu gründlich, denn es darf kein allzu feines Pulver entstehen, der Kaffee würde sonst breiartig werden und unappetitlich aussehen.

Nun ist es soweit, Sie können die erste Tasse genießen. Geben Sie dazu einen leicht gehäuften Teelöffel in einen Topf mit einem halben Liter kalten Wasser. Das ergibt etwa eineinhalb Tassen fertigen Kaffee.

Eichelkaffee selbst zuzubereiten ist etwas mühsam und sehr zeitaufwendig. Es lohnt sich jedoch – die Früchte der eigenen Arbeit schmecken immer am besten!

Lassen Sie den Kaffee drei bis fünf Minuten köcheln und danach zehn Minuten ziehen. Diese insgesamt 15 Minuten sind nötig, damit sich die wertvollen Inhaltsstoffe der Eichel im Wasser lösen können. Am einfachsten ist es, wenn Sie ein Sieb über eine Tasse halten und den fertigen Kaffee hindurchgießen. Der Kaffee schmeckt würzig und ein wenig nach Wald. Pur getrunken hat das Getränk einen überraschend angenehmen und doch kräftigen Geschmack. Wem dieser Kaffee so nicht schmeckt, kann noch einen Löffel Kakaopulver oder Pulverkaffee, Milch oder Zucker hinzugeben.

Lassen Sie auch bei der Dosierung von Eichelkaffee Vorsicht walten. Wenn Sie zu viel davon trinken, kann er eine Verstopfung zur Folge haben. Sollte sich diese Nebenwirkung einstellen, verringern Sie die angegebene Menge.

ner Teelöffel auf einen halben Liter Wasser. Bei Kindern empfiehlt es sich, mit zwei Gramm zu beginnen.

Einen Hinweis möchte ich noch hinzufügen: Eichelkaffee kann, wenn er überdosiert wird, Verstopfung hervorrufen. Besonders ältere Menschen sollten diesen Hinweis beachten, denn sie neigen aus verschiedenen Gründen eher zu Verstopfung, die sich durch einen zu stark aufgebrühten Eichelkaffee verstärkt. In solchen Fällen rate ich Ihnen, zuerst mit einem halben Teelöffel auf einen halben Liter Wasser zu beginnen. Falls dennoch während der Behandlung eine Verstopfung eintritt, wird diese Menge nochmals verringert.

Da die Bitterstoffe des Eichelkaffees eine wichtige Rolle bei seiner Heilkraft spielen, sollen die Eicheln in keiner Phase der Zubereitung, etwa beim Schälen oder Hacken, mit kochendem Wasser übergossen werden, um die Arbeitsvorgänge zu erleichtern. Das geht nämlich nur auf Kosten ihrer Wirkung.

Die ursprüngliche Art, den Eichelkaffee selbst herzustellen, ist vielen Menschen zu aufwendig. Ich habe deshalb einen Kräuterladen ausfindig gemacht, der Ihnen gemahlenen Eichelkaffee zuschickt; diesen können Sie sofort verwenden. Die Adresse finden Sie im Anhang (siehe S. 141).

Ich empfehle drei Tassen Eichelkaffee täglich zu trinken. Um die Prozedur des Kochens zu vereinfachen, gebe ich drei gestrichene Teelöffel Eichelkaffee in einen Topf, gieße eineinhalb Liter Wasser dazu und bringe es zum Kochen. Mit dieser Menge habe ich zwei Tage lang immer genug Eichelkaffee zur Verfügung. Der Topf bleibt auf dem Herd stehen, sodass ich mir jederzeit eine Tasse aufwärmen kann.

Zum Schluss noch ein köstliches Rezept

Wenn Sie Ihren Eichelkaffee einmal richtig »aufpeppen« möchten, empfehle ich Ihnen folgendes Rezept. Geben Sie zwei leicht gehäufte Teelöffel Eichelkaffeepulver in einen Liter Wasser, das Sie erhitzen. Wenn das Wasser schon warm geworden ist, geben Sie vier bis acht Koriandersamen, drei Kardamomkapseln, eine dünne Scheibe Ingwer, eine Schote *Piper longum* (Langer Pfeffer), ein Stück Würfelzucker und je nach Geschmack ein bis drei Gewürznelken dazu. Bringen Sie das Ganze zum Kochen. Nach fünf Minuten schalten Sie den Herd aus und lassen den Gewürzkaffee noch 15 Minuten ziehen.

Wenn Sie ihn warm trinken, belebt der gewürzte Eichelkaffee den ganzen Körper; er ist ein echter innerer Erwärmer für Personen, die leicht frieren, und somit auch ein wunderbares Getränk für die kühle Jahreszeit. Seinen ganzen exotischen Geschmack entfaltet er aber, wenn er kalt getrunken wird. Seine leichte Schärfe und Würze wirken sehr erfrischend und geben Schwung für den ganzen Tag.

Ich empfehle zwei Liter nach diesem Rezept zuzubereiten, nach dem Abkühlen in Glasflaschen abzufüllen und im Kühlschrank aufzubewahren. Dann haben Sie einen kleinen Vorrat von diesem köstlichen Getränk.

Brennnesselsamen – das ideale Mittel zum Jungbleiben

Die Brennnessel ist für viele Menschen ein unbeliebtes Unkraut. Auch Löwenzahn, Disteln und Quecken gehören zur selben Familie der sogenannten Ruderalpflanzen. Diese Pflanzen zeichnen sich dadurch aus, dass sie sich in einer vom Menschen stark veränderten Umwelt durchsetzen können. Sie wachsen an Straßen, Bahngleisen, Mauern und auf Industrieflächen.

Und es sind genau diejenigen Pflanzen, die ich am meisten bewundere und bei jedem Spaziergang begrüße. Denn für mich besitzen sie die stärkste Kraft, die man sich nur vorstellen kann. Denken Sie an einen geteerten und befestigten Weg oder an eine Straße und beobachten Sie, welche Pflanzen es damit aufnehmen können und sich nicht von der dichten Masse unterdrücken lassen. Erst wölbt sich der Teer nach oben, dann bricht er auf – ein paar zarte Blätter des »Unkrauts« haben die Teerschicht durchstoßen und drängen sich in schönstem Grün hinaus zum Sonnenlicht oder zwängen sich durch die engsten Ritzen der Pflastersteine. Was müssen diese Pflanzen für eine Kraft und Energie haben! Sie sind für mich der Inbegriff dessen, was ein an sich kleines und schwaches Wesen erreichen kann, wenn es seine Lebenskraft aktiviert, und ich nehme sie mir zum Vorbild in schwierigen Zeiten.

Wen hat dieser Anblick noch nicht berührt: Ein kleines, zartes Pflänzchen bahnt sich seinen Weg durch Betonritzen und Pflastersteine. Zu diesen bemerkenswert durchsetzungsfähigen Pflanzen gehört auch die Brennnessel.

Gerade wegen ihrer ursprünglichen Kraft sind diese Pflanzen für uns Menschen so wirksam, denn sie erfüllen uns mit neuer Energie und reinigen unser Körpersystem von Schlacken und chemischen Rückständen. Eben diese Eigenschaft macht Brennnesselsamen zu einem wirksamen Präventionsmittel. Die unvermeidlichen Umweltgifte, die sich im Blut und in den Organen ablagern, werden durch ihn gelöst und ausgeschieden, sodass die Organe entlastet werden. Außerdem heißt es nicht umsonst, dass sie ein Mittel zum Jungbleiben sind. Je eher Sie eine Kur damit machen, desto besser ist es. So lange noch genügend hormonelle Rezeptoren im Körper die Wirkstoffe aufnehmen können, stellt sich der Erfolg schnell ein. Die Rezeptoren verringern sich allerdings mit zunehmendem Alter.

Die Heilwirkung der Brennnessel

Die Brennnessel selbst ist für ihre heilenden Eigenschaften bekannt. Viele wissen, dass Brennnesseltee die Nieren und die Blase durchspült und bei Rheuma hilft. Dass man sie auch als Gemüse verwendet, können sich die wenigsten vorstellen. Die Blätter werden dabei wie Spinat zubereitet und gewürzt. Sie schmecken angenehm mild. Die ganze Pflanze steckt voller Wunder: Sie ist sehr reich an Mineralsalzen, Vitaminen und metallischen Elementen wie Eisen. Diese Wirkstoffe regen die Drüsen aller Verdauungsorgane an und bringen Sauerstoff ins Gewebe. Durch ihren Gehalt an Eisen wirkt die Brennnessel auch blutbildend, denn sie regt den Körper an, mehr rote Blutkörperchen zu produzieren. Traditionell wird der Saft oder Tee aus den Blättern gerne als Frühjahrskur verwendet, denn die Inhaltsstoffe sind blutreinigend und leiten Gifte und lästige Rückstände aus. Das geschieht vor allem über die Nieren.

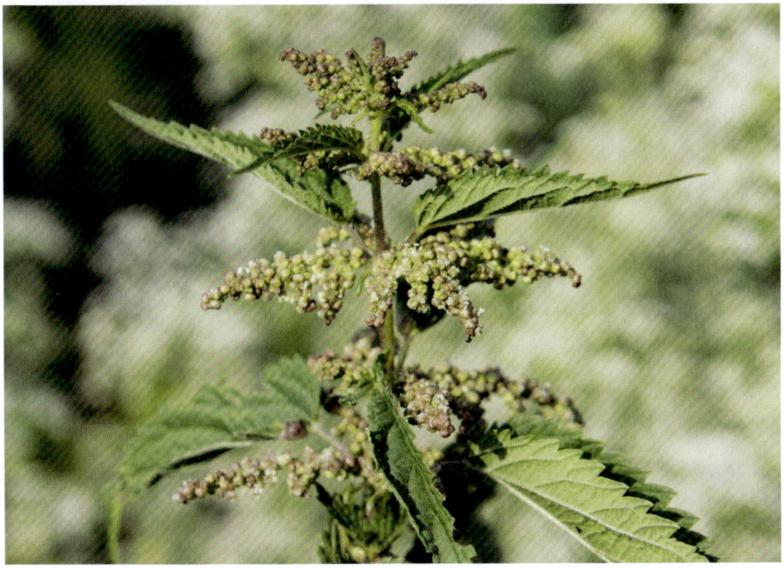

Die Samen der Brennnessel können im Sommer geerntet werden – allerdings nur mit Handschuhen, da die Blatthärchen der Pflanze ihren Namen gegeben haben.

Und natürlich heißt sie nicht umsonst Brennnessel. Denn ihre feinen Härchen, die Histamin- und Ameisensäure enthalten, brennen heftig und bilden Blasen auf der Haut, wenn man sie berührt oder auch nur streift. Angeblich brennen die Nesselhärchen ab Mitte Mai am stärksten.

Beim Sammeln der Brennnesselpflanze und ihrer Samen ist Vorsicht geboten. Am besten ziehen Sie sich etwas Langärmeliges an und streifen sich Handschuhe über.

In der Volksheilkunde gibt es einen alten Brauch, um die geschwächte Potenz wieder zurückzugewinnen. Bevor Sie damit beginnen, sollten Sie sich aber fragen, ob Sie genug Mut für dieses urtümliche Verfahren haben! Man bindet einen Strauß aus frischen Brennnesselstängeln und schlägt sich damit auf den nackten Unterleib, auf die Oberschenkel und den Lendenbereich. Dieser heftige Reiz führt, wie man sich denken kann, zu einer kräftigen Durchblutung der Unterleibsorgane – bei Männern und Frauen – und steigert die Libido und Potenz. Daher war es, wenn man den alten Quellen glauben darf, Mönchen und Nonnen verboten, diese Pflanze zu nutzen. Dieselbe Prozedur kommt an den betroffenen Körperstellen auch bei rheumatischen Beschwerden, Gelenkschmerzen, Lumbago (»Hexenschuss«) und Ischiasschmerzen zum Einsatz. Das Ganze wird je einmal an drei aufeinander folgenden Tagen durchgeführt, danach wird ebenso lange pausiert. Nach dem »Auspeitschen« darf man kein Wasser an die behandelten Körperstellen bringen, sonst verschwindet das angenehme Wärmegefühl, das üblicherweise einige Stunden anhält, und die Haut beginnt zu brennen.

Warnhinweis zur Behandlung mit Brennnesseln

Bitte führen Sie diese Behandlung nicht aus, wenn Sie Allergiker sind, eine sehr empfindliche Haut oder einen hohen Blutdruck haben. Denn die Durchblutung und Histaminausschüttung des Körpers wird derart gesteigert, dass diese Personen ernsthafte Gesundheitsprobleme bekommen könnten.

Kleine Samen mit großer Wirkung

Was aber ist mit den Samen der Brennnessel anzufangen? Sie hängen im Sommer in kleinen Rispen an den Stängeln herab und werden kaum beachtet. Dabei stecken gerade in ihnen die wirksamsten Stoffe, die man sich nur wünschen kann. Sie enthalten mehrere hormonähnliche Substanzen, die zu den Phytohormonen (Pflanzenhormonen) gezählt werden. Nun, der Mensch ist zwar keine Pflanze, er profitiert aber trotzdem von den Naturhormonen. Sie steigern die Testosteronproduktion und damit auch die Potenz. Gleichzeitig sind sie östrogenhaltig und regen die weiblichen Hormone an. Wenn der Hormonspiegel in Ordnung ist, fühlen wir uns nicht nur wohl, sondern sehen auch gleich viel besser aus. Die Haut wird besser durchblutet und strafft sich, die Haare sind voller, die Augen strahlen. Wenn der Hormonstatus dagegen unausgewogen und schwach ist, zeigt sich ein gegenteiliges Bild: Die Haut sieht fahl aus, die Haare werden dünn oder fallen aus, die Augen wirken müde. Welch ein Unterschied in der Ausstrahlung! Gerade bei der Bewertung der Attraktivität einer Frau richten sich die Männer auch noch heute nach den vererbten Einschätzungen unserer Urahnen: Eine Frau gilt als schön, wenn sie eine glatte Haut und volles Haar hat. Dies sind Kennzeichen, die für Gesundheit und ein gut funktionierendes Hormonsystem sprechen.

Eine schöne Haut und schöne Haare gelten schon seit Urzeiten als attraktiv, denn sie signalisieren Gesundheit und einen ausgeglichenen Hormonspiegel.

Aber nicht nur das äußere Erscheinungsbild lässt erkennen, wie es um unsere hormonelle Gesundheit steht. Denn die Hormone haben einen großen Einfluss auf die Psyche. Welche Frau kennt nicht die weinerliche Empfindlichkeit und versteckte Aggressivität vor den Tagen, wenn die Hormone im Tief sind. Und bei den Männern bedeutet ein Mangel an Testosteron nicht unbedingt, dass die Potenz schwächelt. Vielmehr werden dadurch eine aggressive Gereiztheit, Müdigkeit und eine depressive Verstimmung hervorgerufen.

Brennnesselsamen können hier von großem Nutzen sein. Sie regen mithilfe ihrer Phytohormone sowohl die Produktion männlicher als auch weiblicher Hormone an. Diese Effekte sind den Phytostimulantien und dem Tocopherol, die beide in den Samen enthalten sind, zuzuschreiben. Chronische Müdigkeit verschwindet, und der gefürchtete Leistungsabfall wird im Laufe der Einnahme ausgeglichen und verringert. Kurz gesagt: Der ganze Mensch wird gekräftigt, nicht nur körperlich, sondern auch seelisch.

Ein echter Jungbrunnen

Sie können die Samen der Brennnessel verwenden wie andere Samen auch: als Butterbrotbelag, als Zugabe zu Joghurt oder Frischkäse oder als Salattopping.

Sie können die Samen auf ein Butterbrot streuen oder ein bis zwei Teelöffel davon in den Joghurt oder ins Müsli geben. Auch in Frischkäse oder Crème fraîche eingerührt sind sie ein feines Essen. Der Geschmack ist angenehm nussig. Mit den vielen Inhaltsstoffen, den Vitaminen, den hormonähnlichen Substanzen, dem Eisen, dem Kalzium und dem Chlorophyll, haben Sie ein echtes Powermittel, um lange gesund und jugendlich zu bleiben und auch so auszusehen. Nicht umsonst wird die Wirkung des Brennnesselsamens mit der des Ginsengs verglichen.

Doch vor dem Erfolg steht die Arbeit, sofern Sie sich die Samen nicht in einem Kräuterladen besorgen. Wenn Sie sie selbst ernten möchten, ist der Sommer der richtige Zeitpunkt dafür. Die Samen hängen dann traubenförmig an den Pflanzen. Ernten Sie sie nicht mit bloßen Händen, wie vorsichtig Sie auch sein mögen. Denn die Blatthärchen der Brennnessel sind je nach Pflanze unterschiedlich: Manche brennen nur leicht, manche aber so stark, dass Sie juckende Blasen an den Fingern bekommen, die Sie eine Woche lang plagen. Ziehen Sie also ein paar Gummi- oder dünne Lederhandschuhe an. Schütteln Sie die Pflanze kräftig, bevor Sie die Samen abstreifen und in eine Papiertüte füllen. Das Schütteln ist deshalb nötig, weil sich winzige Insekten in den Blättern und Samen aufhalten, die dadurch zu Boden fallen. Zu Hause legen Sie die Samen dann auf Zeitungspapier aus und trocknen sie. Während dieser Trockenzeit werden noch mehr kleine Insekten die Samen verlassen. Warten Sie so lange, bis sie wirklich völlig trocken sind, denn sonst könnte sich Schimmel bilden. Falls die Samen zu früh in ein Glas gefüllt werden, verdirbt dadurch die ganze Ernte. Besser als eine Aufbewahrung im Glas sind Papiertüten oder Stoffsäckchen, denn hier besteht keine Gefahr von Schimmel, weil keine Feuchtigkeit gestaut wird.

Bevor Sie die berühmte blaue Tablette schlucken, sollten Sie es einmal mit Brennnesselsamen versuchen. Die kleinen Kraftpakete verleihen auch Ihnen neue Kräfte.

Brennnesselsamentonikum – das natürliche Viagra

Nehmen Sie eine Handvoll Brennnesselsamen und übergießen Sie sie mit einem dreiviertel Liter Weißwein. Geben Sie noch zwei Schoten von *Piper longum,* dem schwarzen Langen Pfeffer hinzu und lassen Sie diese Mischung 15 Minuten lang vor sich hin köcheln. Wenn das Gebräu abgekühlt ist, wird es durch ein Sieb in eine dunkle Glasflasche gefüllt. Nehmen Sie täglich drei Teelöffel davon zu sich. Dieses Rezept gelingt nicht nur mit frischen, sondern auch mit getrockneten Brennnesselsamen.

Der römische Dichter Ovid (43 v. Chr.–17 n. Chr.) hat zwei in der Antike sehr bekannte Werke über die Liebe geschrieben: *Ars amatoria* und *Remedia amoris,* die *Liebeskunst* und die *Heilmittel gegen die Liebe.* Dort erwähnt er die Kraft der Brennnessel, die der geschwächten Potenz wieder die gewünschte Kraft zurückbringt. Sie sehen, wie alt das Wissen um die Wirkung der Brennnesselsamen ist, denn auch Ovid griff seinerzeit schon auf das überlieferte Wissen der Volksheilkunde zurück. Statt der berühmten blauen Pille empfehle ich bei Potenzproblemen und geschwächter Libido, es doch einmal mit diesem Naturheilmittel zu versuchen. Es ist wirksam, ungefährlich und hat keine schädlichen Nebenwirkungen.

Aus der russischen Heilkunde

Zu den wertvollsten präventiven und auch therapeutischen Mitteln, die uns aus der russischen Heilkunde überliefert sind, gehören Zeolith-Klinoptilolith-Minerale, Eisenspäne, der sogenannte Chinawein und die Heilung mit Frequenzen.

Das Besondere am Zeolith-Klinoptilolith ist seine sogenannte Käfigstruktur, der wabenähnliche Aufbau seiner Kristalle. Dadurch kann er Schadstoffe in Magen, Darm und Leber binden.

Zeolith-Klinoptilolith für gesunde und junge Zellen

Um es gleich vorwegzunehmen: Bei diesem kompliziert klingenden Begriff handelt es sich um ein fein zerriebenes Steinmehl. Der Zeolith und seine spezielle Ausprägung, die Klinoptilolith genannt wird, sind ein natürliches Vulkangestein. Größere Vorkommen gibt es vor allem in Russland, besonders in Sibirien, aber auch in der Ukraine sowie in Rumänien.

Lava oder Tuff werden durch ein spezielles Verfahren so puderfein zermahlen, dass sich alle heilenden Eigenschaften des Gesteins voll entwickeln können. Der natürliche Zeolith enthält nämlich in seinem Inneren zahlreiche winzige Kanäle, und in diesen befinden sich genau diejenigen Elektronen, die Gifte und Schwermetalle aus dem Körper herausziehen. Durch diese besondere Eigenschaft gehört der Zeolith zu den wichtigsten präventiven Mitteln, da die Schwermetallbelastung und die Vergiftung durch Medikamentenrückstände durch ihn verhindert werden können. Außerdem beugt er Entzündungen im Körper vor, auch denjenigen der Gelenke und Knochen. Dem Körper werden wertvolle Mineralien zugeführt, die er zum Aufbau verwenden kann; dadurch ist er auch resistenter bei Infektionskrankheiten.

Ein Warnhinweis

Falls Sie Medikamente einnehmen müssen, achten Sie darauf, dass zwischen der Einnahme der Medikamente und des Zeolith-Trunks etwa eineinhalb bis zwei Stunden Zeit bleiben. Mindestens eine halbe Stunde sollte zwischen der Einnahme und den Mahlzeiten liegen, wobei es günstiger ist, die Zeolith-Mischung vor dem Essen zu trinken, weil Vitamine, Enzyme und andere Nährstoffe dann besser aufgenommen werden können.

Während bei uns die zahlreichen heilenden Eigenschaften dieses Steins noch wenig bekannt sind, wird er in Russland schon lange als traditionelles Heilmittel verwendet. Aber nicht nur die ländliche Bevölkerung wendet den Zeolith an – auch russische Wissenschaftler und Schulmediziner beschäftigen sich mit ihm und seiner Wirkung auf die Gesundheit. Seit 20 Jahren werden in Krankenhäusern damit klinische Studien durchgeführt, die von den gut dokumentierten Therapieerfolgen berichten. Dass diese Berichte nicht in Deutschland bekannt sind, liegt vor allem daran, dass sie fast ausschließlich in Russisch verfasst und in anderen Sprachen nicht verfügbar sind. In der russischen Volksheilkunde war und ist es seit Langem üblich, neben Heilpflanzen auch Erden zu gebrauchen. Häufig wird blauer oder andersfarbiger Ton oder Lehm verwendet, um Knochen, Muskeln oder Sehnenentzündungen zu behandeln. Bei diesen Beschwerden werden die Erden als Packung oder Verband auf die schmerzenden Körperteile aufgetragen und mit einer Binde fixiert. Diese kühlenden Erden ziehen Entzündungen und Schwellungen aus dem Körper heraus und tragen so dazu bei, dass die Schmerzen verschwinden und die Beweglichkeit wiederhergestellt wird. Gleichzeitig dringen die in der Erde enthaltenen Silikate in die Haut ein

Mittlerweile gibt es auch klinische Studien zur Wirksamkeit des Zeolith-Klinoptilolith, die jedoch überwiegend auf Russisch verfasst und nicht übersetzt worden sind.

und stärken Knochen und Gelenke. Diese Erden wurden und werden in Russland ganz ähnlich verwendet wie die bei uns bekannte Heilerde, die in Deutschland sowohl als Pulver, als Granulat oder in Kapseln zur Verfügung steht. An die Wirkung von Zeolith-Klinoptilolith kommen sie jedoch nicht heran.

Entgiftungskur mit Zeolith

Besonders gute Ergebnisse erzielt die Behandlung mit Zeolith bei allen Beschwerden, die durch eine Überlastung an Giften und Stoffwechselabfällen entstanden sind. Ich empfehle Ihnen, diese Reinigungskur für den gesamten Stoffwechsel ein- oder besser zweimal im Jahr durchzuführen. Menschen, die durch Umweltgifte mehr als üblich bedroht sind, sollten alle drei Monate 30 Tage lang mit Zeolith entgiften. Zu dieser Risikogruppe gehören vor allem Personen, die an Tankstellen oder in Betrieben arbeiten, in denen schädliche Ausdünstungen freigesetzt werden, Personen, die viele Medikamente

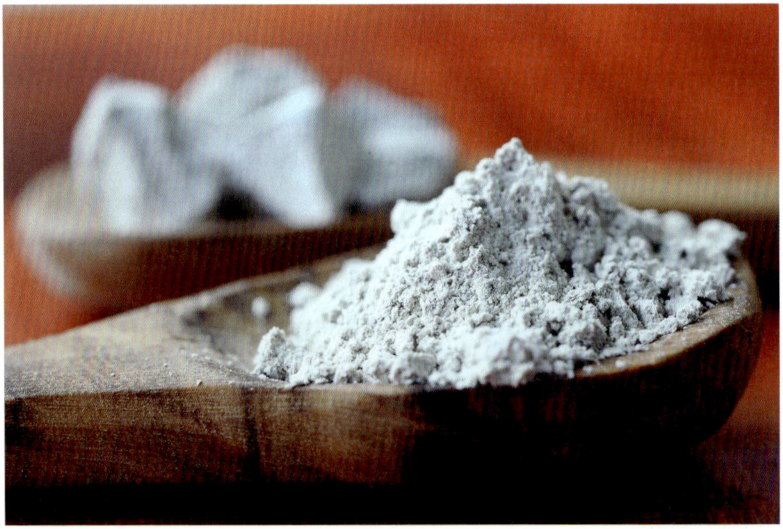

Zeolith empfiehlt sich insbesondere bei Beschwerden, die dadurch entstanden sind, dass sich zu viele Gifte und Stoffwechselabfälle im Körper angesammelt haben.

einnehmen müssen, aber auch Personen, die adipös, also fettsüchtig sind. Die wenigsten wissen, dass sich Insektizide, Pestizide und andere schädliche Chemikalien gerade im Körperfett festsetzen. Dort führen sie zu schleichenden Entzündungen und sorgen dafür, dass die »silent inflammations« im Fettgewebe bestehen bleiben und den Körper in Dauerstress halten. Davon abgesehen muss übermäßiges Fett als ein eigenes Hormonorgan betrachtet werden, das zu zahlreichen Fehlfunktionen und Problemen im Körper führt. Fettsüchtigen und durch ihren Beruf gefährdeten Personen wird daher empfohlen, Zeolith in ihre tägliche Ernährung aufzunehmen.

Übergewicht führt zu zahlreichen gesundheitlichen Problemen. Weitgehend unbekannt ist, dass im Körperfett auch viele Schadstoffe eingelagert werden, die schleichende Entzündungen auslösen können.

Geben Sie bei Ihrer ersten Kur 40 Tage lang – später genügen 30 Tage – morgens und abends zehn Gramm Zeolith in eine Tasse Wasser. Rühren Sie dazu das Gesteinspulver in körperwarmes Wasser ein. Sie werden sehen, es ist so fein, dass es sich im Nu wie von selbst auflöst. Wenn beim Trinken noch Reste des Pulvers in der Tasse zurückbleiben, füllen Sie nochmals warmes Wasser nach.

Zeolith schmeckt angenehm nach nichts und ist auch so fein zerrieben, dass Sie nicht befürchten müssen, anschließend Sand zwischen den Zähnen zu haben. Im Rahmen dieser Kur ist es wichtig, genug zu trinken, damit die gebundenen Giftstoffe den Körper schneller verlassen können. Wer ein gutes Zeitgefühl hat, trinkt deshalb jede Stunde ein Glas Wasser. Wenn das aus praktischen Gründen nicht möglich ist, kann man es sich zur Gewohnheit machen, eine 1,5-Liter-Flasche Wasser oder Tee zusätzlich pro Tag zu trinken. Wenn Sie während der Kur zu wenig trinken, kann das zu Kopfschmerzen und Verstopfung führen.

Erstaunliche Eigenschaften des Zeolith

Zu den wichtigsten Eigenschaften des Zeolith zählen die Entgiftung und Entlastung des Stoffwechsels. Besonders markante Erfolge ließen sich bei der Entgiftung von Schwermetallen und Giftstoffen aller Art erzielen. Diese Giftstoffe werden mithilfe der feinen Kanälchen des Zeolith im Darm aufgesaugt. Aufgrund der Ionenaustauschfähigkeit werden gefährliche chemische Elemente gebunden, wodurch sich der Stoffwechsel reguliert. Daher ist dieser Naturstoff ein echtes Allroundmittel für unsere Zeit, in der die Verschmutzung der Umwelt und der Luft sowie die Belastung unserer Nahrung durch Pestizide und andere Schadstoffe ein so großes Thema ist.

Zeolith-Klinoptilolith ist ein wahres Schönheits- und Jugendelixier. Er wirkt sich positiv auf Haut und Haare aus, hat einen insgesamt verjüngenden Effekt und sorgt für eine schlanke Figur.

Eine besonders erfreuliche Eigenschaft des Zeolith ist, dass er eine verjüngende Wirkung hat. So beobachtete ein Zeolith-Forscher, dass seine grauen Haare im Laufe der Zeit wieder dunkler wurden. Aus meiner Erfahrung kann ich berichten, dass während der Einnahme von Zeolith aus dünnen Haaren innerhalb weniger Wochen kräftige Haare entstanden sind. Auch der Haarausfall verringert sich deutlich. Ebenfalls erstaunlich ist die schnelle Wirkung auf die Haut. Sie wirkt schon nach zwei bis drei Wochen rosig, klar und straff. Pickel und Mitesser werden reduziert, Fettglanz verschwindet, das ganze Gesicht wirkt gut durchblutet. Auch die leidigen Probleme mit Fingernägeln, die splittern oder brechen, gehören bald der Vergangenheit an, denn sie werden kräftig und fest und bekommen eine gesunde Farbe.

Ganz erstaunlich ist die Wirkung des Zeolith-Trunks auf die Figur, denn er beeinflusst alle Stauungen im Körper positiv. Das bedeutet nicht nur, dass Gifte und Stoffwechselabfälle ausgeschieden werden, sondern auch große Mengen an ungesundem Körperwasser. Wer an solchen Problemen leidet, sollte sich darauf gefasst machen, dass er die ersten Tage und Wochen häufig die Toilette aufsuchen muss, denn die Nieren sind kräftig mit dem Ausscheiden beschäftigt. Danach fühlt man sich aber viel leichter und vitaler als mit all den Flüssigkeitsansammlungen im Gewebe und man wird mit einer schlankeren Figur belohnt. Die Silikate im Zeolith sorgen im Laufe der Zeit auch dafür, dass schwaches Bindegewebe gekräftigt wird. Diese Wirkung setzt zwar nicht so schnell ein, doch die Geduld lohnt sich.

Zeolith bei schweren Erkrankungen

Eine ganz erstaunliche Entdeckung machte der Molekularbiologe Prof. Dr. Krešimir Pavelić aus Zagreb. Er forscht seit Langem auf dem sehr interessanten Gebiet der Molekulargenetik bei Krebserkrankungen. Über Jahre hinweg beobachtete er die Gene von Tumorpatienten und deren Veränderung unter der Einnahme von Zeolith. Dabei entdeckte er, dass diejenigen Gene, die für die Verbreitung der Krebszellen verantwortlich sind, durch Zeolith verändert und gehemmt werden.

Nicht nur als Anti-Aging-Mittel kommt das Gestein zum Einsatz, es hat sich auch bei schweren Erkrankungen wie beispielsweise Krebserkrankungen bewährt.

Das führt logischerweise zu der Erkenntnis, dass man mithilfe der oralen Gabe von Zeolith die Verbreitung von Metastasen behindern kann. Gleichzeitig fand Dr. Pavelić heraus, dass sich die durch die Krankheit veränderte DNA selbst reparieren konnte, wenn die Patienten Zeolith einnahmen, und dass sich diejenigen Gene, die vor Stress schützen, vermehren. Außerdem bewirkt das Gesteinsmehl, dass bestimmte Viren an ihrer Entwicklung gehindert werden. Das Immunsystem wird angeregt, die Killerzellen werden aktiviert. Wie schon zuvor beschrieben, hat der zu Pulver geriebene Stein eine enorme Entgiftungsfähigkeit.

All das sind Eigenschaften, die dazu führen, dass Erkrankungen verhindert oder zum Ausheilen gebracht werden können. Gerade bei schwereren Krankheiten geht es immer um Entgiftung, um Entzündungshemmung, die Reparatur der DNA, die Aktivierung von Killerzellen und die Reduzierung von Stress. All diese Aufgaben erledigt der Zeolith. Daher kann man ihn in der Präventivmedizin einsetzen und nach Absprache mit dem behandelnden Arzt zur Unterstützung der Therapie bei schweren Erkrankungen verwenden.

Eisenspäne – Eisenzufuhr auf althergebrachte Art

Manchmal ersetzt der Gang zum Schlosser den Gang zum Arzt, etwa bei Eisenmangel. Dort können Sie sich mit Eisenspänen versorgen, die Ihnen – in Wein eingelegt – wieder zu einem ausgeglichenen Eisenspiegel im Blut verhelfen.

Bei Blutarmut, Schwäche und Müdigkeit gibt es ein einfaches Rezept, das auch heute noch in Russland verwendet wird. Dazu müssen Sie zuerst einen Schlosser finden und ihn bitten, ein kleines Marmeladenglas mit abgefeilten Eisenspänen zu füllen. Zu Hause nehmen Sie dann eine Flasche Weißwein und füllen einen Esslöffel Eisenspäne hinein. Immer, wenn Sie an der Flasche vorbei kommen, schütteln Sie die Späne auf. Das Ganze bleibt mindestens eine Nacht lang stehen, um durchzuziehen. Am Morgen nehmen Sie einen Esslöffel des Weins ein und ebenso nachmittags um fünf Uhr. Geben Sie acht, dass Sie keine Eisenspäne schlucken! Am sichersten ist es, wenn Sie ein feines Sieb benutzen und den Wein sorgfältig in eine andere Flasche umfüllen. Alternativ können Sie auch drei Eisennägel verwenden.
In der Apotheke kann man heute zwar Eisenpräparate kaufen, doch bevor diese von der Pharmazie entwickelt wurden, war die beschriebene Methode eine intelligente und günstige Art und Weise, um dem Körper notwendiges Eisen zuzuführen. Durch das Einlegen der Eisenspäne in Weißwein wird ein Teil des Eisens mithilfe der Säure im Wein gelöst und damit in lösliches Eisen verwandelt. Durch diese Mischung wird das Blut allmählich mit Eisen angereichert. Auch die Haut wird schöner, wenn Sie am Morgen und Abend etwas Eisenwein auf einen Wattebausch geben und sich damit Gesicht und Dekolleté abreiben.

Chinawein – ein Trunk aus Chinarinde

Chinawein hat nichts mit dem Land China zu tun. Der kleine Baum, den man für die Herstellung benötigt, ist vielmehr in den gebirgigen Gegenden Südamerikas beheimatet. Die Peruaner nannten ihn Kina, was Rinde bedeutet. Und genau diese Rinde wird zu Heilzwecken verwendet, denn sie enthält Chinin, einen Wirkstoff, der bei Fieber, Entzündungen und Schwäche eingesetzt wird. Heute ist Chinin in geringen Mengen auch in handelsüblichen Softdrinks wie Bitter Lemon enthalten.

Um Chinawein herzustellen, besorgen Sie sich in der Apotheke 50 Gramm Chinarinde und 200 Milliliter Eisentropfen. Nehmen Sie fünf Liter Weißwein und legen Sie die Chinarinde hinein. Das Ganze bleibt zwei Wochen lang an einem kühlen Platz stehen. Dann wird der Wein abgeseiht, und es werden ihm ein Kilogramm flüssiger Honig, 500 Gramm Zucker und die Eisentropfen aus der Apotheke hinzugefügt. Lassen Sie die Mischung eine weitere Woche stehen, danach ist der Chinawein fertig. Sie können ihn nun in kleinere Flaschen umfüllen und im Keller lagern. Nehmen Sie dreimal täglich einen Esslöffel zum Essen ein. Mit dieser Mischung haben Sie einen richtigen Stärkungstrank, der bei Müdigkeit, Erschöpfung und Schwäche hilft. Wenn Ihnen die angegebene Menge zu viel ist, rechnen Sie sie einfach auf die Hälfte herunter.

Der Chinawein stammt, wie der Name vermuten lassen würde, nicht aus China, sondern aus Peru. Er leitet sich von Chinin ab, einem Wirkstoff, der in der Chinarinde, einem Baum, enthalten ist.

Heilen mit Frequenzen

In Russland hat sich eine ganz neue Art der Heilkunde etabliert, die bei uns noch wenig bekannt ist: die Heilung mit Frequenzen. Der Vater dieser Idee ist der amerikanische Forscher und Erfinder Royal Raymond Rife (1888–1971). Er entwickelte neue Technologien in der

Elektronik und Optik. So gehen beispielsweise das *Beam Ray*-Gerät oder die sogenannten *Rife Machines,* die für elektromedizinische Stimulationen verwendet wurden, auf seine Erfindungen zurück. Seine wichtigste Entdeckung machte er mithilfe des von ihm erfundenen *Universal Microscope,* das Objekte 30 000-fach vergrößern kann. Dabei beobachtete er, dass ein Resonanzphänomen zwischen krank machenden Mikroorganismen und bestimmten Frequenzen existiert. Und mehr noch: Er vermochte diese Entdeckung zur Heilung verschiedenster Erkrankungen einzusetzen. Er erkannte nämlich, dass Krankheiten mithilfe von Frequenzen, die die besondere elektromagnetische Signatur der Erkrankung widerspiegeln, geheilt werden können.

Das Heilen mit Frequenzen beruht auf einem Resonanzphänomen. Hierbei reagieren krank machende Mikroorganismen auf bestimmte Schwingungsmuster und können so zum Wohl des Patienten beeinflusst werden.

Russische Mediziner, Physiker und Mikrobiologen nahmen diese Entdeckung auf und forschten über 20 Jahre auf dem Gebiet der elektromagnetischen Feld- und Quantentherapie. Sie berücksichtigten neben den Erkenntnissen der Rifeschen Technologie auch andere Forschungsergebnisse von Wissenschaftlern aus aller Welt. Mit dieser modernen Heilkunde, die auch Informationsmedizin oder Frequenztherapie genannt wird, kann eine Erkrankung ohne Einnahme von Medikamenten und ohne andere Schäden für den Organismus behandelt werden. Dazu gehören auch Krankheiten, die durch alle möglichen Erreger wie etwa Protozoen, Bakterien, Viren und andere Keime verursacht werden.

Auch in Sachen Prävention leisten diese kleinen Apparate ganz hervorragende Dienste. Sie enthalten nämlich auch Programme, mit denen man die einzelnen Organe wie beispielsweise Lunge, Leber, Magen, Darm, Nieren und das Lymphsystem mit entsprechenden Frequenzen entgiften und stärken kann. Weitere Programme befassen sich mit den Rückständen von Krankheitserregern und Keimen, die den Körper belasten.

So entwickelte sich im Gegensatz zu Europa und den USA, wo der Schwerpunkt im 20. Jahrhundert auf Therapien mit Medikamenten gelegt wurde, in Russland eine ganz andere Form der Behandlung, eben jene Therapie mit kleinen Frequenzgeräten. Die Technik dazu stammt wie bereits beschrieben größtenteils aus der Weltraumforschung und kombiniert Weltraumtechnologie mit medizinischen Frequenzen. Dass sich diese neue Behandlungsmethode in Russland so weit verbreitete, geschah wohl auch aus finanziellen Gründen, denn die meisten Menschen waren nicht in der Lage, über einen längeren Zeitraum teure Medikamente zu bezahlen. Da war es deutlich günstiger, sich von einer Klinik für ein paar Wochen ein Gerät auszuleihen. Dort wurden die Frequenzen programmiert, die bei der jeweiligen Gesundheitsstörung benötigt wurden.

Die Anwendung der Frequenzen ist ganz einfach: Hierfür müssen Sie nur ein kleines Gerät, etwa in der Hosentasche, tragen. Das Gerät erzeugt die heilenden Schwingungen.

Zwei Fälle aus der Praxis

Die Informationsmedizin ist auch für den Privatgebrauch als ergänzende Heilmethode einsetzbar und kann sowohl zur Vorbeugung als auch bei Erkrankungen angewendet werden. Mit einem kleinen Gerät, das Sie in der Hosentasche tragen können, ist es möglich, heilend auf den Organismus einzuwirken und Krankheitserreger zu eliminieren. Dadurch können ganz unterschiedliche Gesundheitsprobleme erstaunlich schnell aufgelöst werden. Einer meiner Patienten litt häufig an einem sehr starken Herpes an der Oberlippe. Bei jedem Ausbruch entstand eine so große Schwellung, dass er nicht mehr aus dem Haus gehen konnte. Die Oberlippe war so angeschwollen, dass sie einem Entenschnabel ähnelte. Auch die Nase wurde von dieser sehr schmerzhaften Schwellung erfasst. Der Herpes brach mehrmals im Jahr aus. Als der Patient das Frequenzgerät verwendete, gingen die Schmerzen und die Schwellung innerhalb von 48 Stunden völlig zurück. Inzwischen setzt er das Frequenzgerät mit der Einstellung »Herpes Simplex« jedes Mal ein, wenn er auch nur ein leichtes Kribbeln an Lippe und Nase verspürt. Seitdem litt er nie wieder an dieser extremen Form von Herpes, und auch die Vorboten dieser Infektion sind allmählich aus seinem Leben verschwunden.

Ein anderer Fall betraf mich selbst. Als ich einmal Silvester in Breslau verbrachte, verschüttete jemand unabsichtlich kochend heißen Tee über meine Beine. Ich stieg sofort in die Dusche, um kaltes Wasser über mein rechtes Bein laufen zu lassen. Als ich meine Hose ausziehen wollte, klebte der Stoff an der Haut und ließ sich nur unter großen Schmerzen ablösen. Mein Mann hatte sein Frequenzgerät bei sich und stellte für mich die Frequenz für Brandwunden ein. Ich bezweifelte zwar, dass es bei diesem akuten Fall so schnell helfen könnte, aber nachdem ich es etwa fünf Minuten auf die Haut gelegt hatte, verspürte ich keine Schmerzen mehr. Ich konnte anschließend die betroffene Stelle notdürftig verbinden und ins nächste Krankenhaus gehen, um die Brandwunde zweiten Grades behandeln zu lassen. Dass ich trotz dieser Verbrennung alle anschließenden Ausflüge völlig schmerzfrei mitmachen und den restlichen Urlaub genießen konnte, verdanke ich der russischen Informationsmedizin. Doch es kam noch besser, denn bei Brandwunden besteht immer die Gefahr von großflächigen Keloiden, wulstigen Narben, die die Haut zusammenziehen und anspannen. Sie bleiben lebenslang bestehen, sind entstellend und erzeugen Spannung und Druck. In meinem Fall geschah das nicht, ich bekam weder ein Keloid noch eine Hautverfärbung. Einige Monate später war die Haut vollkommen glatt und zart, was bei einer solchen Verbrennung sehr ungewöhnlich ist.

Mit Frequenzen sind schon erstaunliche Wirkungen erzielt worden, auch in akuten Fällen wie beispielsweise Verbrennungen oder Verbrühungen.

Heilsame Resonanzphänomene

Die Heilwirkung der Informationstherapie besteht darin, dass die Organe und Organsysteme auf die Resonanzen reagieren. Der Organismus empfindet diese Schwingungen nicht als körperfremd, er akzeptiert sie und leistet keinen Widerstand dagegen. Während der Behandlung werden z.B. gestörte Immunwerte und das periphere Blutbild normalisiert, und der Patient fühlt sich besser. Die Informationen sind so diffizil ausgearbeitet, dass sie auch prophylaktisch eingesetzt werden können. Denn die Frequenzen sind in der Lage, die Funktion der Organe, des Immunsystems, des Herz-Kreislauf-Systems, des Nervensystems und der innersekretorischen Drüsen rechtzeitig zu korrigieren.

Mit der Frequenztherapie stellen uns die russischen Forscher eine äußerst wirksame und gleichzeitig sehr praktische Behandlungsmethode zur Verfügung. Man mag kaum glauben, dass so viele Möglichkeiten in einem so kleinen Gerät stecken.

Aus der chinesischen Heilkunde

Bei den Chinesen hat das Thema Prävention eine herausragende Bedeutung. Man nennt es dort Lebenspflege. Sie beschäftigt sich damit, die Energien des Körpers so zu harmonisieren, dass äußere Faktoren wie Stress den Menschen nicht mehr belasten können. Durch Übungen des Qi Gong werden die Energieleitbahnen so gestärkt, dass auch Krankheitserreger nicht mehr in den Körper eindringen können. Unter Stress versteht man in der chinesischen Medizin auch Zustände wie Ärger, Zorn, Wut, Trauer und Hektik. Aber auch übermäßige Kälte, Hitze oder unpassendes Essen gehören dazu. Durch die rechte Lebenspflege werden Körper und Geist so optimiert, dass diese Faktoren nicht mehr schaden. Deshalb sieht man in Asien so viele ältere Menschen frühmorgens ihre Übungen absolvieren.

Ungleichgewicht im Energiesystem

Im beruflichen Alltag sind die Menschen mehr und mehr einem starken Druck ausgesetzt. Das kann der Zeitdruck sein, wenn verlangt wird, ein hohes Arbeitspensum innerhalb kurzer Zeit zu schaffen. Es kann der Kontrolldruck durch einen Vorgesetzten oder Mobbing durch Kollegen sein. An oberster Stelle aber steht für viele der Druck, ständig erreichbar zu sein.

Zeitdruck, Konkurrenzdruck, ständige Verfügbarkeit und die Bewältigung eines übermäßigen Arbeitspensums machen viele Berufstätige krank. Was sie dringend brauchen, sind Entspannung und eine Entlastung von den Problemen der Arbeit. Diese setzen sich in den Gedanken fest und werden in den Schlaf und den Alltag nach Hause mitgenommen. Infolge des mentalen Stresses kommt auch die Muskulatur in einen disharmonischen Zustand, was wiederum zu einer Vielzahl von Beschwerden führt. So können sich die Nacken- und Rückenmuskeln verhärten. Aber auch die vom vegetativen Nervensystem gesteuerte Muskulatur von Magen und Darm bereitet sehr unangenehme Beschwerden, die die ganze Lebensqualität beeinträchtigen können.

Nicht umsonst werden jetzt sogar in Deutschland selbst schwer kranke Menschen in einigen Krankenhäusern zusätzlich mit Qi Gong behandelt.

Es kommt daher zu einem starken Ungleichgewicht im Energiesystem des Körpers, das sich nur mithilfe einer energetischen Therapie wieder korrigieren lässt. In dieser Hinsicht haben wir der Medizin aus dem alten China viel zu verdanken, denn aus den chinesischen Klöstern entstammen die oft jahrtausendealten Qi-Gong-Übungen, die nichts anderes bewirken, als die Energien von Körper und Geist wieder zu harmonisieren. Dass das kein esoterisches Ansinnen ist, beweisen die zahlreichen medizinischen Untersuchungen, die von den Wirkungen dieser sanften, langsamen Übungen berichten. Natürlich dürfen Sie nicht erwarten, dass nach einer einzigen Übung sofort alle Beschwerden wie weggeblasen sind. Aber stetiges Üben, am besten dreimal in der Woche, gerne natürlich auch öfter, führt zu fabelhaften Ergebnissen. Allein schon die natürliche, ruhige Atemführung und die sanften Übungen wirken stressreduzierend und beruhigend auf die Großhirnrinde.

Qi Gong zum Abladen negativer Energie

Diese Übung dient dazu, all die negative Energie, die sich im Laufe eines anstrengenden Tages angesammelt hat, wieder loszuwerden. Stellen Sie sich dafür zunächst mit leicht gegrätschten Beinen aufrecht hin. Spreizen Sie die Beine nicht zu weit, die Beinhaltung sollte bequem sein. Nehmen Sie in dieser Haltung zuerst drei ruhige Atemzüge, dazu können Sie beide Hände auf das Nabelgebiet legen, falls es Ihnen so angenehm ist.

Atmen Sie nun tief ein und breiten Sie dabei beide Arme seitlich aus. Bewegen Sie die Arme anschließend langsam nach oben, bis sie über dem Kopf angelangt sind (siehe Abbildung unten links). Wenn sich die Hände über dem Scheitel befinden, zeigen die Handflächen nach unten.

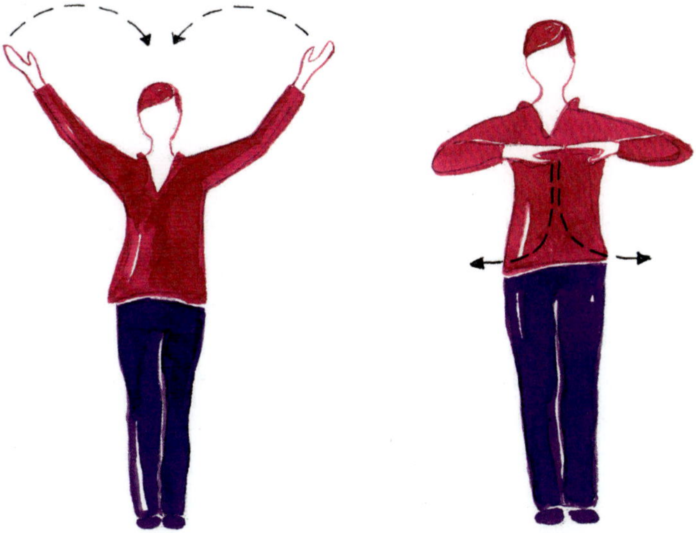

Mit dieser Qi-Gong-Übung können Sie negative Energien ausleiten, die sich im Laufe des Tages im Körper ansammeln.

Sie schleudern die belastende, negative Energie wie einen dunklen, schweren Mantel von sich.

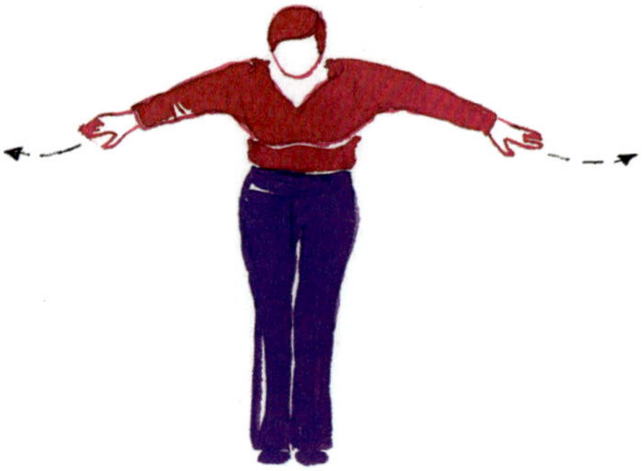

Bei der nächsten Ausatmung bewegen sich Hände und Arme langsam vor dem Oberkörper nach unten, als ob sie eine schwere Wolke nach unten drücken würden (siehe Abbildung S. 61 rechts). Sobald sie in Höhe der Taille angelangt sind, schleudern Sie Arme und Hände mit einer lauten fauchenden Ausatmung zur Seite hin weg. Dabei bewegt sich der Oberkörper unwillkürlich leicht nach vorn (siehe Abbildung oben).
Bei der nächsten Einatmung richten Sie sich langsam wieder auf, breiten die Arme aus, bis sie über dem Kopf angelangt sind, atmen aus und schleudern auf Höhe der Taille die Arme beiseite. Diese Bewegungsfolge können Sie drei- bis fünfmal üben. Beim letzten Mal legen Sie beide Hände auf den Bauch, sodass der Nabel bedeckt ist. Bleiben Sie noch einige ruhige Atemzüge lang so stehen, anschließend können Sie wieder in den Alltag zurückkehren. Führen Sie diese einfache Übung ganz ernsthaft und in voller Konzentration durch. Stellen Sie sich dabei bildlich vor, dass Sie die belastende Energie wie einen dunklen, schweren Mantel von sich schleudern – diese Vorstellung verstärkt den Erfolg.

Eine Übung der psychophysischen Hygiene

Die Bewegung sieht tatsächlich so aus, als ob Sie eine Pantomime aufführen würden, in der Sie etwas Lästiges und Klebriges von sich wegschleudern, und so ist es auch. Die Chinesen verwenden ver-

Physikalische Schwingungen

Die Wahrnehmung von Energie ist nichts Mystisches oder Geheimnisvolles. Sie spüren doch auch auf der Haut, ob ein starker Wind weht oder ob es sich nur um eine zarte Brise handelt. Auch Vibrationen oder Schallwellen können physisch wahrgenommen werden, wenn Sie ihnen ausgesetzt sind. Weshalb sollte das nicht auch bei anderen belastenden Energieformen so sein, die sich am Körper festsetzen? Sie sind schließlich auch nichts anderes als physikalische Schwingungen.

schiedene Beschreibungen für die Energie, die sie Qi nennen. Es kann sich um ein leichtes, warmes Qi handeln, um ein galoppierendes oder ein dichtes Qi. In diesem Fall sprechen wir von einem schweren, klebrigen Qi, das sich im Laufe eines anstrengenden Arbeitstages an Ihnen festgeheftet hat. Diese Art von negativer Energie macht müde und antriebslos, sie klebt tatsächlich an der menschlichen Aura und wirkt sehr erschöpfend und herabziehend. Deshalb gehört diese Übung zur psychophysischen Hygiene und sollte Ihnen so vertraut werden wie das Zähneputzen.

Unterschätzen Sie nicht die Wirkung von negativer Energie, die am Arbeitsplatz von Kollegen und nicht selten auch im Bereich der Familie frei wird und sich an eine Person heften kann. Ich empfehle Ihnen, diese Übung, die nur wenige Atemzüge dauert, besonders dann durchzuführen, wenn Sie sich müde und abgespannt fühlen. Sie wirkt sofort befreiend, Sie fühlen sich gleich besser. Meist sind die Menschen völlig erstaunt über die schnelle Wirkung, denn sie glauben, diese negative Stimmung würde mit ihnen selbst zusammenhängen und nicht von außen herangetragen werden. Wenn Sie sich besser fühlen, ist dies ein Zeichen dafür, dass sich externe Energien angeheftet haben. Falls Sie keine Besserung verspüren, sind Sie

In China bedeutet Gesundheit ein ausgeglichenes Energiesystem und Krankheit ein aus der Balance geratenes. Mit speziellen Übungen können Sie dafür sorgen, dass ein Ungleichgewicht gar nicht erst entsteht.

tatsächlich müde, und das unangenehme Gefühl ist eine Folge Ihres körperlichen Zustands.

Magnetische Hände

Bei den Qi-Gong-Übungen wird viel Wert auf die Vorstellungskraft gelegt, deshalb tragen die Übungen auch oft ausgefallene und meist sehr bildliche Namen. Bei den »Magnetischen Händen« stellen Sie sich Ihre Hände wie Magneten vor.

Die vorangegangene Übung hat sich mit negativen Energien beschäftigt, die im Laufe eines Tages von außen an uns herantreten. Die Übung, die ich Ihnen jetzt zeige, befasst sich mit den dunklen Energien, die sich im Laufe unseres Lebens im Inneren des Körpers festsetzen und dort gleichsam wie eine trübe, versumpfte Brühe vor sich hin dümpeln.

In der chinesischen Heilkunde existiert die bildliche Vorstellung, dass negative Energien im Körper genauso aussehen. Diese Art von »Sumpf« entsteht durch zu viel und falsches Essen, durch nicht ausgeheilte Infekte, durch Ablagerungen von Medikamenten, nicht ausgeschiedene Giftstoffe aus der Umwelt und mangelnde Bewegung. Werden diese Rückstände nicht aufgelöst, führen sie im Laufe der Zeit zu schwereren Erkrankungen wie Gelenkerkrankungen, Bronchitis, Magen- und Darmbeschwerden, Allergien und Autoimmunstörungen. Sie sehen also, wie notwendig es für den modernen Menschen ist, diesen energetischen Müll aus dem Körper herauszuziehen, besonders dann, wenn wir in einer Großstadt oder in einem Industriegebiet leben und arbeiten. In Asien erlernte ich einige Methoden, um das negative Qi zu entfernen. Am einfachsten erscheint mir die Übung mit der »Magnethand« zu sein.

Sie stehen mit leicht gespreizten Beinen fest auf dem Boden und legen beide Hände auf den Nabel. Atmen Sie mindestens dreimal ruhig ein und aus, danach können Sie mit der Übung beginnen. Die rechte Hand wandert hinauf, bis sie sich unterhalb der rechten Brust befindet. Formen Sie die rechte Hand zu einer stählernen Kralle, die

Sie sicherlich schon auf Baustellen gesehen haben. Strecken Sie nun die linke Hand leicht nach vorn aus und lassen Sie dabei etwas Platz unter der Achselhöhle; dann drehen Sie die Handfläche nach oben (siehe Abbildung unten links).

Die rechte Hand bewegt sich nun unter die linke Achsel und fährt die Innenseite des linken Arms hinunter. Stellen Sie sich dabei vor, dass Ihre gekrümmte Hand aus Magneteisen besteht. Während sie sich von der Achsel zur Handfläche bewegt, zieht sie alle Giftstoffe, die wie Metallspreißel im Körper abgelagert sind, an. Wenn sie an der linken Handfläche angelangt ist, schleudert die Rechte all den anhaftenden Müll seitlich oder nach hinten weg. Stellen Sie sich das möglichst bildlich vor (siehe Abbildung unten rechts).

Danach kehren beide Hände in die Ausgangsposition zurück, die rechte unterhalb der rechten Brust und die linke über dem Nabel. Nun wird der linke Arm quer vor die Brust gelegt. Die gekrümmte

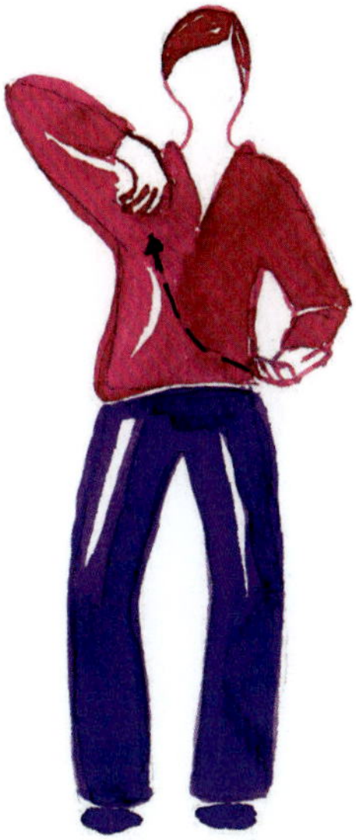

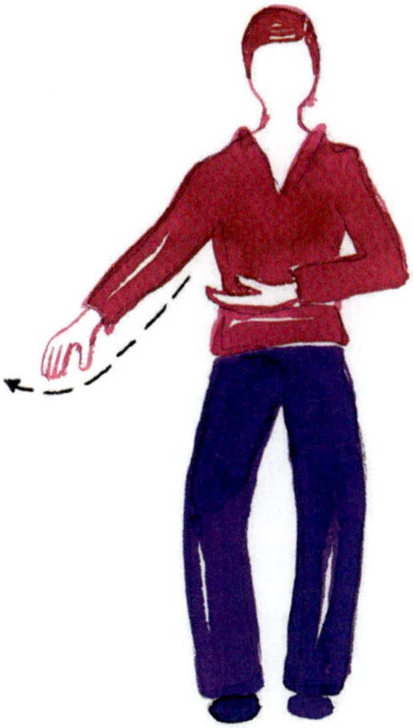

Im Qi Gong ist eine möglichst bildhafte Vorstellung – in diesem Fall der magnetischen Hände – sehr wichtig. Sie verstärkt den Erfolg der Übung.

Bei dieser Übung behandeln Sie zunächst die Innenseite des linken Arms und anschließend die Außenseite.

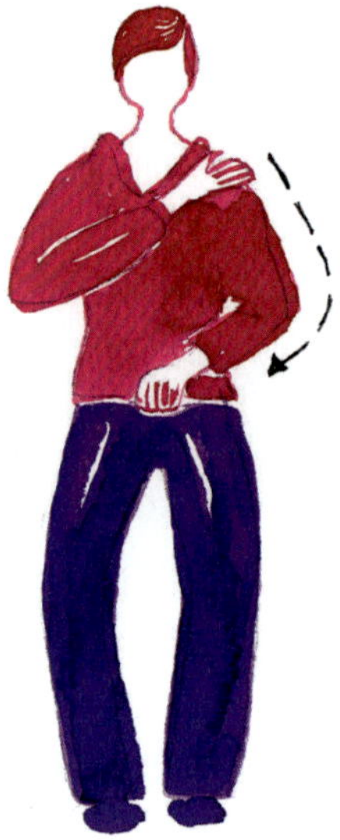

rechte Hand arbeitet wieder als Magnet, bewegt sich von der linken Schulter nach unten und schleudert schließlich die am Magnet haftende dunkle Energie beiseite. Zuerst wird also die Innenseite des linken Arms gereinigt, dann die Außenseite (siehe Abbildung links).

Dann kehrt sich der Vorgang um: Die linke Hand wird zur magnetischen Kralle und zieht die negativen Energien aus dem Körper heraus, indem sie zuerst über die innere Seite des rechten Arms und dann über die äußere Seite fährt. Meditieren Sie zwischen dem Seitenwechsel drei tiefe Atemzüge lang und legen Sie dabei beide Hände auf den Nabel.

Entgiftung über die Arme

Auch hier gilt, wie immer beim Qi Gong: Führen Sie die Übung in tiefer Konzentration und Meditation durch, schließlich geht es um Ihren Körper und um Ihre Gesundheit. Sie wollen sicherlich, dass Ihr Arzt Sie mit Sorgfalt behandelt. Lassen auch Sie sich selbst diese Sorgfalt zukommen, wenn Sie die Reinigungsübung durchführen. Die Idee der Entgiftung über die Arme erfordert einige Vorstellungskraft, denn Sie ziehen ja auch die Gifte, die tief im Körper lagern, über die oberen Extremitäten heraus, also auch alles, was im Rumpf und in den Beinen abgelagert ist. Wenn Ihnen die Vorstellung der Entgiftung nur über die Arme zu schwierig erscheint, können Sie

die Übung erweitern und sinngemäß zuerst über der Innenseite und dann über der Außenseite des linken Beines in Richtung Fuß arbeiten und die negative Energie über die Fußsohle herausziehen. Fällt Ihnen das im Stehen zu schwer, können Sie die gesamte Übung auch im Sitzen durchführen. Achten Sie darauf, dass die arbeitende Hand nicht mit der Haut in Berührung kommt. Sie bewegt sich während der Arbeit etwa drei Zentimeter über der Haut.
Übertreiben Sie es nicht mit dieser Art von Entgiftung. Als ich die Übung in Singapur erlernte, habe ich erlebt, dass ein Zuviel auch schaden kann. Sie wurde dort 45 Minuten lang am Stück geübt. Einer meiner chinesischen Freunde, ein erfahrener Qi-Gong-Lehrer, fiel nach 20 Minuten neben mir einfach um und schlug mit dem Schädel auf den Betonboden auf. Darauf folgte eine aufgeregte Fahrt ins Krankenhaus, wo eine Gehirnerschütterung festgestellt wurde. Die Übungszeit für diese spezielle Übung war einfach zu lang gewesen und hatte eine Desorientierung ausgelöst. Versuchen Sie also nicht, mit Gewalt etwas aus dem Körper herauszuziehen, sondern arbeiten Sie ernsthaft und entspannt. Obwohl Sie »arbeiten«, fühlen Sie sich nach der Übung leicht und erfrischt. Ich empfehle Ihnen, diese Übungen einen Monat lang zu üben, und zwar zehn Minuten täglich.

Das Ohr bildet den menschlichen Körper noch einmal in einer Miniaturversion ab. So können Sie mit einer simplen Ohrmassage den ganzen Körper energetisieren.

Ohrmassage zur Energiegewinnung

Die alten chinesischen Ärzte entdeckten als Erste, dass es im Ohr ein Somatotop gibt. Das bedeutet, dass der ganze Körper mit allen Systemen und Organen im Ohr abgebildet ist. Aus dieser Erkenntnis heraus entwickelte sich die Ohrakupunktur, die besonders bei Schmerzen oder funktionellen Störungen eine wirksame Behandlungsmethode darstellt. Im Laufe der Zeit wurden von chinesischen und west-

In der Form des menschlichen Ohrs ist ein auf dem Kopf ruhender Embryo abgebildet. Dies macht sich die chinesische Ohrmassage zunutze.

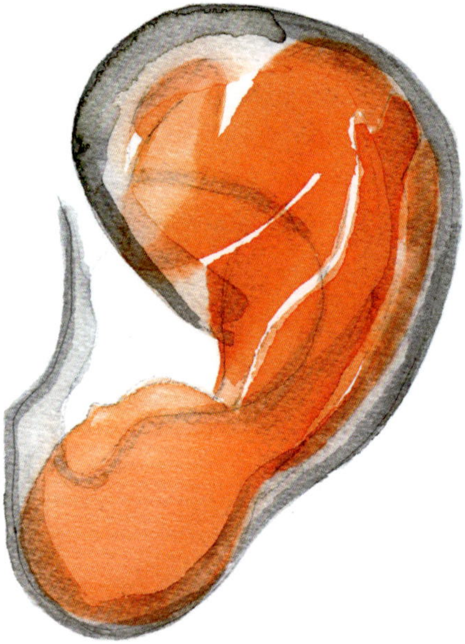

lichen Ärzten noch verschiedene andere Somatotope im Körper entdeckt, beispielsweise am zweiten Mittelhandknochen, im Mund oder am Schienbein. Das Somatotop am Ohr gilt jedoch als das bedeutendste und wird am häufigsten verwendet. Dazu müssen Sie wissen, dass im menschlichen Ohr der Körper eines Embryos abgebildet ist, der auf dem Kopf steht (siehe Abbildung oben).

Die Füße und Zehen sind im oberen Teil, der Kopf ist im Ohrläppchen repräsentiert. Der oberste Teil des Ohres bildet also genau umgekehrt wie bei einem aufrecht stehenden Menschen den untersten Teil des menschlichen Körpers ab und das Ohrläppchen den obersten. Das dürfen Sie bei einer Massage der Ohren nie vergessen, auch wenn es Ihnen seltsam erscheinen mag. Die chinesische Ohrmassage folgt einem bestimmten System (siehe Abbildung S. 69).

Massieren Sie das Ohr, indem Sie es zwischen Daumen und Zeigefinger hin und her reiben. Den inneren Teil des Ohres bearbeiten Sie nur mit dem Zeigefinger.

Beginnen Sie an dem »Knubbel«, mit dem die Wange in die Ohrhöhle übergeht. Bewegen Sie den Zeigefinger dabei von oben nach unten und schließen Sie dann den ganzen Rand, der den Eingang zum Ohr bildet, mit ein.

Gehen Sie nun zur Ohrhöhle über, die Sie mit dem Zeigefinger von oben nach unten stimulieren. Achtung: Der tiefe Eingang zum Ohr wird nicht behandelt.

Im Ohr selbst steigt ein knorpeliger Ast auf, der dann in die Krempe oder den Rand der ganzen Ohrmuschel übergeht. Dieser Rand wird von der Ohrmitte aus mit beiden Fingern massiert, er geht dann in das fleischige Ohrläppchen über.

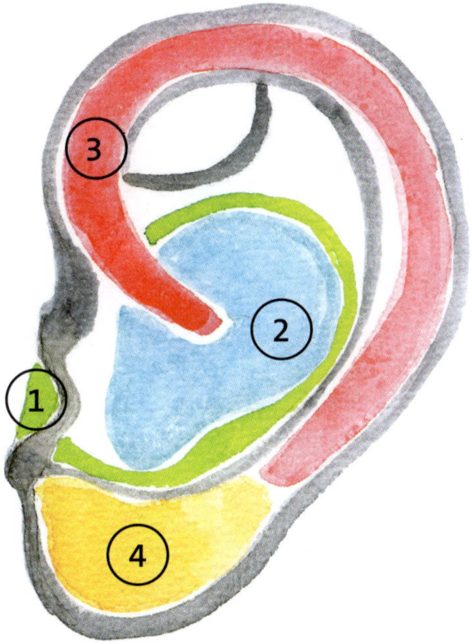

Das Ohrläppchen kommt als Letztes dran. Es lässt sich auch sehr leicht behandeln, da es keine Knorpel hat. Sie behandeln damit alles, was in Ihrem Kopf enthalten ist: Augen, Ohren, Kiefer, Zähne usw.

Ich empfehle, immer beide Ohren zu behandeln, denn das ist am wirkungsvollsten. Wird nur ein Ohr massiert, fehlt etwas, und man hat das Gefühl, dass ein energetisches Ungleichgewicht entstanden ist. Setzen Sie sich zur Ohr-

Die Ohrmassage beginnt zwischen Wange und Ohrhöhle (1), geht dann in die Ohrhöhle (2) über, behandelt anschließend den Rand der Ohrmuschel (3) und endet schließlich am Ohrläppchen (4).

massage an einen Tisch und stützen die Ellenbogen auf. Legen Sie den Kopf in beide Hände, denn so können Sie sehr bequem beide Ohren gleichzeitig behandeln. Schon nach ein paar Sekunden werden Sie feststellen, dass die Ohren wärmer werden, meist eines mehr als das andere. Das bedeutet, dass die Reflexzonen diese Massage brauchen und mit einem Wärmegefühl antworten. Sie haben also alles richtig gemacht. Manche Stellen am Ohr werden dagegen mit einem leichten Schmerz reagieren. Falls das so ist, signalisiert Ihnen hier ein Organ, dass es behandlungsbedürftig ist. In diesen Fällen drücken Sie ganz leicht mit dem Fingernagel auf den schmerzenden Punkt, und zwar so lange, bis der Schmerz nachlässt. Arbeiten Sie sanft und stimulieren Sie die Ohren nicht zu sehr. Vor allem sollten Sie wissen, dass die Berührung durch Ihre Finger völlig ausreichend ist. Verwenden Sie daher keine spitzen Gegenstände, um noch fester zu massieren. Das Ohr ist ein sehr empfindliches Organ, das hauptsächlich aus Knorpel besteht. Falls der Knorpel verletzt wird, ist das eine sehr unangenehme Angelegenheit, die ärztliche Hilfe erforderlich macht.

Das Ohr ist ein sehr empfindliches Organ, seine Knorpelstrukturen reagieren ausgesprochen sensibel auf Berührungen. Gehen Sie bei der Ohrmassage deshalb immer sanft vor.

Das Ohr – der menschliche Körper »en miniature«

Warum ist eine Ohrmassage so angenehm und wirksam? Das Ohr entsteht als einziges Organ aus allen drei Keimblättern des Menschen und ist daher mit ihnen verbunden. Damit hat es einen direkten Zugang zu allen Körper- und Nervensystemen.

Diese Keimblätter entstehen in einem sehr frühen Stadium des Embryos. Alles, was einen Körper ausmacht, entwickelt sich aus diesen Keimblättern heraus. Noch vor der neunten Woche sind alle Organe angelegt. Sie entstehen aus dem ersten Keimblatt, dem Entoderm, aus dem hauptsächlich der gesamte Magen-Darm-Trakt gebildet ist. Aus dem zweiten Keimblatt, dem Mesoderm, bilden sich Knochen und Muskeln, das Herz und die Gefäße. Und aus dem dritten Keimblatt, dem Ektoderm, entstehen die Haut, die Sinnesorgane und das Zentralnervensystem.

So spiegelt sich alles, was den menschlichen Körper betrifft, in unseren Ohren wider. Und nicht nur das, wir haben auch die Möglichkeit, diese Organe und Systeme über eine Massage der Ohren zu erreichen und so ihre Funktion zu verbessern.

Wundern Sie sich nicht, wenn Ihnen dabei warm wird, wenn Schmerzen verschwinden oder wenn Sie Luft aufstoßen müssen. All das zeigt nur, dass Ihr vegetatives Nervensystem gut reagiert. Zu den angenehmsten Folgen einer Ohrmassage gehören übrigens die geistige Frische und die gute Stimmung, die danach auftreten. Etwas Besseres können Sie Ihrem Körper und Ihrer Psyche gar nicht tun, als einmal am Tag die Ohren zu massieren.

Zu den auffälligsten Reaktionen auf eine Ohrmassage gehören die des vegetativen Nervensystems. Vielleicht wird Ihnen warm, vielleicht machen sich Darmgeräusche bemerkbar. Auf jeden Fall werden Sie wohlige Entspannung verspüren.

ECIWO – Gesundheit, die auf der Hand liegt

ECIWO wurde in den späten 1980er-Jahren von Yingqing Zhang entdeckt, der an der Universität von Shangdong als Professor für Biologie arbeitet. Dieses Kunstwort ist aus den Anfangsbuchstaben des englischen Satzes »Embryo Contains Information (of) Whole Organism«, auf Deutsch: »Der Embryo enthält die Information des ganzen Organismus«, zusammengesetzt. Diese Idee des Somatotopen haben Sie schon bei der chinesischen Ohrmassage kennengelernt, bei der an einer bestimmten Stelle des Körpers der ganze Mensch als Embryo abgebildet ist. Mithilfe dieser gespiegelten Körperzonen lassen sich wirksame Behandlungen durchführen, sowohl am Ohr als auch an den ECIWO-Zonen.

Da die ECIWO-Zone im wahrsten Sinne des Wortes auf der Hand liegt, lässt sie sich leichter und unauffälliger erreichen als das Ohr. In der Öffentlichkeit würde es komisch wirken, wenn Sie sich plötzlich die Ohren massierten. Bei ECIWO dagegen kann sogar während einer Busfahrt oder während man vor dem Fernseher sitzt massiert werden. Auch die Wirkung fällt je nach behandeltem Bereich unterschiedlich aus. Eine Ohrmassage wirkt fast augenblicklich und hat auch einen belebenden Effekt auf die Psyche. Die Massage von ECIWO hingegen wirkt sich tief auf das Körpersystem aus und hat dafür kaum einen psychischen Effekt.

Gespiegelte Körperzonen

ECIWO beruht auf der Beobachtung, dass sich bestimmte Körperbereiche an anderen Bereichen des Körpers spiegeln, ähnlich wie bei der chinesischen Methode der Fußreflexzonenmassage.

Das neue und therapeutisch sehr erfolgreiche System bezieht sich auf den zweiten Mittelhandknochen als Spiegel des gesamten menschlichen Organismus. Dieser Knochen führt zum Grundgelenk des Zeigefingers.

Streifen Sie einmal mit dem Fingernagel fest an diesem Knochen entlang, auch wenn das nicht unbedingt ein angenehmes Gefühl ist. Sie werden dabei kaum einen durchgehend glatten Bereich finden. Man stößt dabei auf harte Stellen, die sich wie Reiskörner auf dem Knochen anfühlen. Und genau diese Stellen sind schmerzhaft. Das bedeutet: Hier besteht ein gesundheitliches Problem, eine Schwäche oder eine Stauung, denn das Reiskorn zeigt an, dass ein Organsystem Unterstützung braucht. Bei ECIWO spiegelt sich der Kopf oben am Grundgelenk des Zeigefingers, die Füße sind ganz unten abgebildet. Die Reihenfolge der Organsysteme beruht auf einem bestimmten Schema (siehe Abbildung S. 73):

Hinter dem ECIWO-System steht die Erkenntnis, dass im Embryo die Anlagen für alle Organsysteme enthalten sind und dass sich diese Organe am zweiten Mittelhandknochen spiegeln. Wenn ein Organ

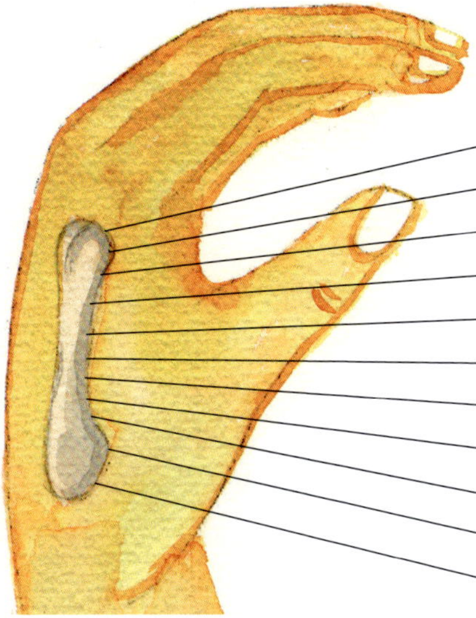

Laut ECIWO spiegelt sich im zweiten Mittelhandknochen der gesamte menschliche Organismus. So lassen sich erkrankte Organe behandeln.

erkrankt ist, lässt es sich als Reiskorn ertasten und behandeln. Die wirksamsten Methoden dazu sind die Akupunktur oder die Behandlung mit Laser.

Die ECIWO-Selbstbehandlung

Es gibt aber auch ein sehr einfaches Rezept, mit dem Sie ohne Nadeln oder Laser mithilfe von ECIWO Ihre Gesundheit fördern und unterstützen können. Suchen Sie mit dem Daumennagel ein Reiskorn am Mittelhandknochen des Zeigefingers, indem Sie langsam mit dem Nagel den Knochen entlangstreichen. Wenn Sie eines gefunden haben, massieren Sie die Stelle bis zu zwei Minuten lang. Am besten ist es, wenn Sie dazu den Nagel des Daumens verwenden. Schieben und drücken Sie das Reiskorn eine Weile hin und her. Das kann etwas schmerzen und unangenehm sein, aber das ist ganz normal.

Sie sollten auch nicht beständig an einer einzigen Stelle verweilen. Suchen Sie sich ein neues Reiskorn und massieren Sie dieses wiederum ein bis zwei Minuten lang. Das sollten Sie sieben Tage lang wiederholen und dann eine Pause von drei Tagen einlegen. Danach beginnen Sie wieder mit dem Sieben-Tage-Programm. Fahren Sie damit so lange fort, bis sich die Beschwerden gebessert haben. Eine häufige Reaktion auf die Behandlung ist, dass man laut aufstoßen muss. Schämen Sie sich nicht dafür, sondern freuen Sie sich über diese körperliche Reaktion auf die Behandlung. Bei jedem Luftaufstoßen verbessern sich die vegetative und die funktionelle Situation. Durch die Behandlung der ECIWO-Punkte können Sie feststellen, an welchen Körperzonen Sie Probleme haben. Ich hatte mit ECIWO bei der Akupunktur schon interessante Erfahrungen gemacht und kannte meine ganz speziellen Reiskörner. Deshalb war ich verwundert, als ich am oberen Gelenkköpfchen ein neues fand, denn an dem dort repräsentierten Nacken-Schulter-Bereich war ich mir keiner Probleme bewusst. Kurz darauf ereilte mich eine schmerzhafte Bewegungseinschränkung an der Schulter. Wenn Sie ein Schulter- oder Halswirbelproblem haben, zeigt sich das folgerichtig in einem Reiskorn ganz oben am Gelenk, das in den Zeigefinger übergeht. Die inneren Organe sind im mittleren Teil des Knochens abgebildet, die Beine und Füße im unteren. So können Sie leicht Schwachstellen aufspüren, bevor sie Ihnen Probleme bereiten. Deswegen ist ECIWO gerade für die Prävention eine hervorragende Methode.

Seien Sie nicht überrascht, wenn Sie durch die ECIWO-Behandlung auf körperliche Probleme hingewiesen werden, die Ihnen vor der Behandlung noch nicht einmal bewusst waren.

Grüner Tee – wirksames Antioxidans

Der grüne Tee aus China oder Japan hat sich in der westlichen Kultur inzwischen seinen Platz erobert. Er steht für Gesundheit und geistige Frische. Seine Wirkung und Heilkraft werden von zahlreichen

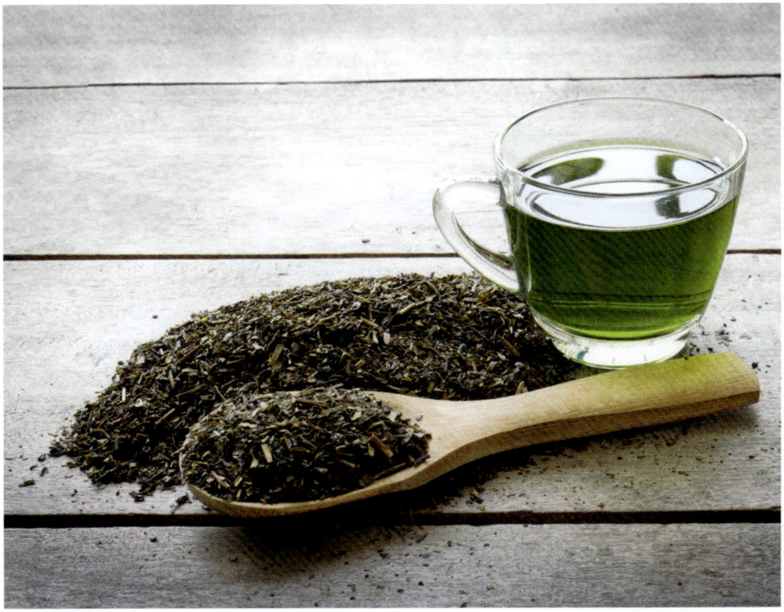

Grüner Tee wird aufgrund seiner antioxidativen Eigenschaften längst auch im westlichen Kulturkreis sehr geschätzt.

Wissenschaftlern und Forschern untersucht. Präventiv wird er eingesetzt, um Demenz und Gedächtnisschwäche vorzubeugen. Die in ihm enthaltenen Antioxidanzien bieten Schutz vor aggressiven Sauerstoffmolekülen, den sogenannten freien Radikalen, und minimieren dadurch das Risiko schwerer Erkrankungen.

Ein berühmtes Beispiel für die Heilwirkung des grünen Tees stellt der Fall des Arztes Dr. Hunstein dar, der im Alter von 72 Jahren an einer besonders gefährlichen Form von Blutkrebs erkrankte. Einer seiner Kollegen hörte von der Anwendung des grünen Tees bei Krebs und empfahl ihm dieses Getränk. Dr. Hunstein trank daraufhin täglich bis zu zwei Liter Grüntee. Es ging ihm allmählich immer besser, und so veröffentlichte er seine Erfahrungen. Er war durch seine fortschreitende Besserung davon überzeugt, dass die Inhaltsstoffe des grünen Tees auch bei vielen anderen Erkrankungen helfen können.

Mittlerweile gibt es zahlreiche Forschungsergebnisse, die über die Wirkung von Grüntee bei Krebserkrankungen berichten. So wurden in den USA 75 000 Frauen chinesischer Abstammung im Hinblick auf das Krebsrisiko im mittleren und höheren Alter untersucht. Die Probandinnen, die regelmäßig Grüntee tranken, hatten ein um 17 Prozent reduziertes Risiko für alle Krebsarten des Magen-Darm-Trakts. Wer regelmäßig bis zu drei Tassen Grüntee täglich trank, konnte sogar ein um 21 Prozent verringertes Risiko aufweisen.

Grüner Tee enthält wie schwarzer Tee Koffein. Deshalb sollten Sie nicht zu viel davon zu sich nehmen und den Tee nicht zu lange ziehen lassen. Zudem empfiehlt es sich, zusätzlich zum Tee immer reichlich Wasser zu trinken.

Wirkungen und Nebenwirkungen

Die Pharmakologie stellte in der Zwischenzeit fest, dass der grüne Tee auch hochwirksame entzündungshemmende und immunstärkende Stoffe enthält, vor allem das Epigallocatechingallat. Grüner Tee ist jedoch nicht ganz uneingeschränkt zu empfehlen. Zu viel oder zu starker Grüntee kann nämlich auch unangenehme Wirkungen haben. Besonders vegetativ instabile Personen sind davon betroffen. Die häufigsten Nebenwirkungen sind innere Unruhe und Nervosität. Körperliche Auswirkungen sind Schwindel und Schlafstörungen, vor allem wenn der Tee nachmittags getrunken wird. Auch Herzjagen und sogar Herzrhythmusstörungen kommen vor.

Die meisten dieser Probleme entstehen dadurch, dass zu viel Tee getrunken wird oder dass er zu stark ist und zu lange zieht. Es handelt sich hier also um Erscheinungen, die einfach zu vermeiden sind, wenn das Getränk richtig zubereitet wird. So sollte grüner Tee nicht mit kochendem, sondern nur mit etwa 70 °C heißem Wasser aufgegossen werden. Achten Sie am besten darauf, dass das Wasser erst gar nicht zu kochen beginnt. Lassen Sie den Grüntee nicht mehr als zwei bis drei Minuten ziehen. Wenn er länger zieht, schmeckt er bitter und regt den Kreislauf zu sehr an. Herzschlag und Puls werden dann unangenehm schnell und heftig.

Achten Sie auf gute Qualität

Es gibt hochwertige Sorten, die als Teebeutel erhältlich sind. Ein Teebeutel reicht für eine ganze Kanne, also für 500 bis 750 Milliliter Tee, aus. Wenn Sie, wie oft angegeben, einen Beutel für eine Tasse verwenden, ist der Tee mit Sicherheit zu stark! Bei offenen Sorten genügt ein Teelöffel auf eine Kanne.

Ich trinke bis zu drei Tassen am Tag, allerdings nur bis 15 Uhr. Wenn Sie nachts gut schlafen möchten, empfehle ich Ihnen, nach dieser Uhrzeit keinen Grüntee mehr zu trinken. Als ich das erste Mal in Japan war, bekam ich abends eine Schale stark verdünnten Grüntee angeboten, der fast schon farblos war. Dennoch saß ich anschließend stundenlang hellwach und mit Herzklopfen im Bett. Grüner Tee macht den Kopf frisch und klar, an Einschlafen ist dann allerdings nicht mehr zu denken. Wenn Sie eine lange Autofahrt oder geistige Arbeit vor sich haben, ist er aber genau das Richtige.

Das Aufbrühen mit kochendem Wasser soll eventuell vorhandene Keime im Tee abtöten. Wenn Sie einen hochwertigen Biotee kaufen, ist das nicht nötig.

Beim Kauf des Tees sollten Sie kritisch sein und wirklich nur Qualitätsprodukte wählen, bei denen garantiert ist, dass sie nicht mit Insektiziden und Pestiziden behandelt wurden, wie es leider bei billigen chinesischen Tees üblich ist. Grüner Tee sollte nicht als alleiniges Getränk oder Durstlöscher angewendet werden. Es empfiehlt sich, im Laufe des Tages die gleiche Menge Wasser zu trinken, denn Grüntee regt die Ausscheidung über die Nieren so stark an, dass er den Körper austrocknen kann.

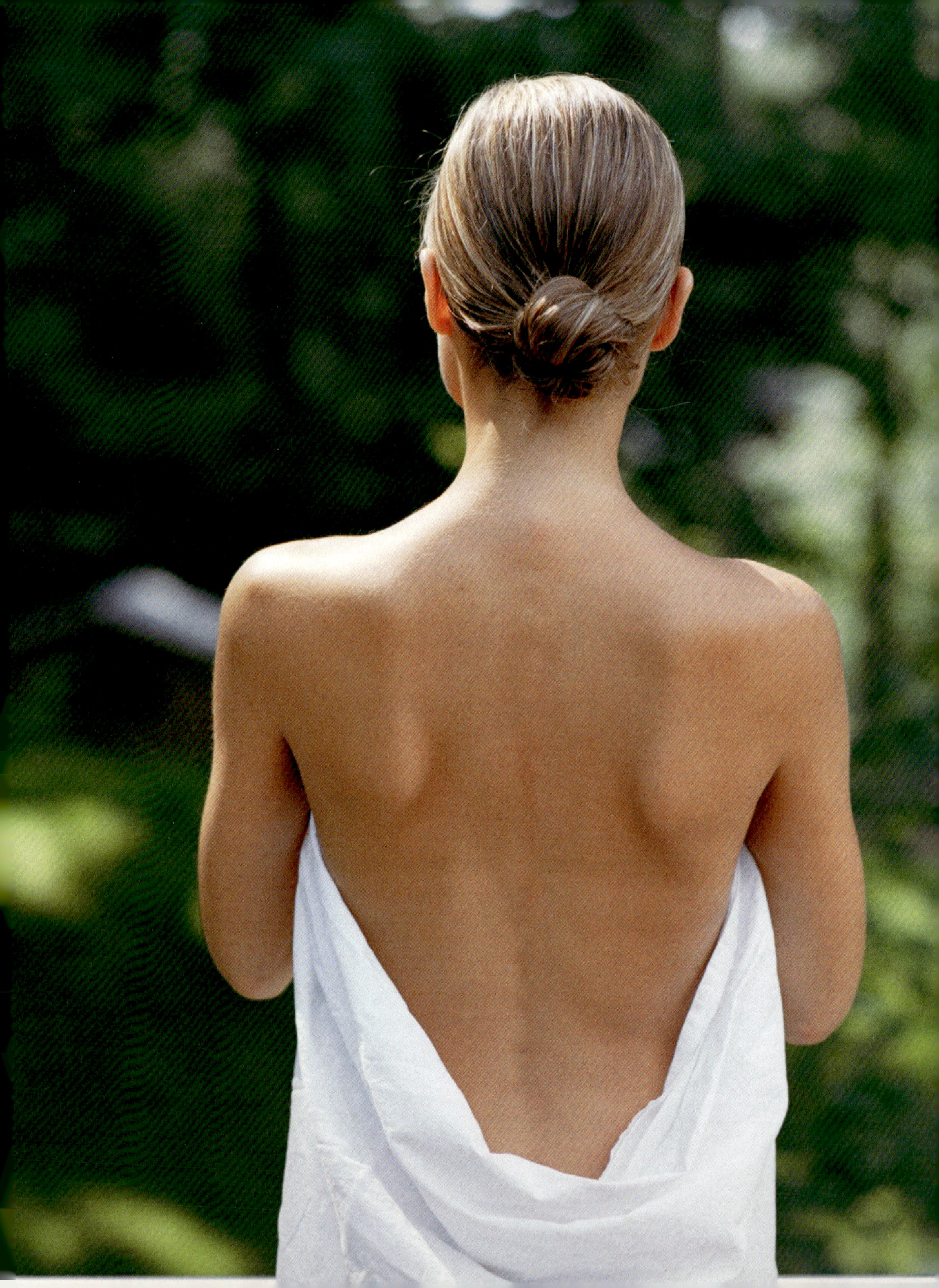

Für die Gesundheit der Wirbelsäule

und der Gelenke

Hätten Sie gewusst, welche Gesundheitsstörung zu den meisten Ausfällen am Arbeitsplatz führt? Um diese Frage zu klären, gaben die Betriebskrankenkassen in Deutschland im Jahr 2012 eine groß angelegte Studie in Auftrag. Dabei wurden die Art der Erkrankung und die durch sie bedingten Fehltage der Arbeitnehmer erfasst. Die Studie kam zu dem Ergebnis, dass Probleme mit dem Muskel- und Skelettsystem zu den häufigsten Krankschreibungen führten. Sie nahmen mit über 26 Prozent den größten Anteil bei den Fehltagen ein. Das bedeutet, dass über ein Viertel aller Krankheitstage der Berufstätigen Schmerzen an der Wirbelsäule, den Gelenken, den Muskeln und den Knochen geschuldet ist.

Rückenschmerzen sind in Industrieländern wie Deutschland schon lange zur Volkskrankheit Nummer eins avanciert. Beugen Sie den schmerzhaften und lästigen Beschwerden rechtzeitig vor.

Auf Platz 1: Schmerzen am Bewegungsapparat

Eine ähnliche Untersuchung ist vor Kurzem auf internationaler Ebene von der Global Burden of Disease (GBD), einem Gemeinschaftsprojekt der Harvard University, der Weltgesundheitsorganisation und der Weltbank, durchgeführt worden. In 187 Ländern wurden Menschen dazu befragt, welche gesundheitlichen Beschwerden ihre Lebensqualität beeinträchtigen. Rückenschmerzen standen dabei an erster Stelle. In den Industrieländern sind 80 Prozent, in Afrika 60 Prozent der Bevölkerung davon betroffen.

Ein weitverbreitetes Problem

Da so viele Menschen direkt von Problemen mit der Wirbelsäule und den Gelenken betroffen sind, widme ich dem Thema ein umfangreiches Kapitel. Die Naturheilkunde bietet zahlreiche Anwendungen, mit denen Sie die Gesundheit dieser Körperbereiche unterstützen können.

Aus den Ergebnissen der Studie der deutschen Betriebskrankenkassen haben einige große Firmen ihre Konsequenzen gezogen und bieten ihren Angestellten und Arbeitern kurze Trainingseinheiten an, um Muskeln und Gelenke zu lockern und zu entspannen. Auch ergonomisch gut angepasste Arbeitsmöbel wurden in einigen Bereichen eingebaut. Natürlich sind das alles wichtige und hilfreiche Maßnahmen in der Arbeitswelt – für eine stabile Wirbelsäule und eine entspannte Muskulatur können Sie jedoch zum Großteil selbst sorgen. Es gibt verschiedene leichte Übungen und Maßnahmen, mit denen Sie Ihre Wirbelsäule beweglich halten können.

Unsere Rücken- und Nackenmuskulatur ist deshalb so stark beansprucht, weil die meisten Menschen nicht nur ihre Arbeit größtenteils im Sitzen erledigen, sondern weil wir uns auch in unserer Freizeit immer weniger bewegen.

Es ist ganz normal, dass sich der Rücken oder der Nacken gelegentlich steif anfühlt oder schmerzt. Dieser Zustand sollte aber nicht zu lange anhalten; nicht nur deshalb, weil Sie sonst mehr leiden müssen. Die Schmerzen werden schon nach kurzer Zeit im Schmerzgedächtnis im Zentralnervensystem abgespeichert. Das bedeutet für den Betroffenen, dass er selbst leichtere Schmerzen als stärker empfindet, als sie tatsächlich sind. Das Schmerzgedächtnis fügt den aktuellen Schmerzen die Erinnerungen an frühere Schmerzen hinzu. Das hat zur Folge, dass vom zentralen Nervensystem aus zusätzliche Schmerzimpulse gesendet werden, selbst wenn sich der ursprüngliche Schmerz in der Tat verringert hat. Deshalb gibt man in der Medizin, z.B. bei Knochenoperationen, vorsorglich Schmerzmittel, damit Schmerzen gar nicht erst entstehen können, und ist schon lange davon abgekommen, sie erst dann zu verordnen, wenn der Patient über Schmerzen klagt. Aus demselben Grund halte ich es für wichtig, sich beizeiten – nämlich dann, wenn es Ihnen gut geht – um seinen Bewegungsapparat zu kümmern. Je früher Sie also damit beginnen, Ihren Rücken beweglich zu halten, desto schneller vergehen die Schmerzen – oder sie treten gar nicht erst auf.

Johanniskrautöl bekommen Sie in der Apotheke. Vorsicht: Das Öl ist rot und macht hässliche Flecken. Beugen Sie durch Schutzkleidung und alte Handtücher entsprechend vor.

Johanniskrautöl – entspannend und beruhigend

Eine sehr bewährte und schnell wirkende Methode aus der europäischen Volksheilkunde besteht darin, den Rücken am Abend mit Johanniskrautöl zu behandeln. Hier sollten Sie auf die Hilfe eines Partners zurückgreifen, denn die eigene Wirbelsäule einzureiben ist eine ziemlich mühsame Angelegenheit, besonders wenn Sie Rückenschmerzen haben. Besorgen Sie sich zuvor in der Apotheke ein Fläschchen mit 20 bis 30 Milliliter Johanniskrautöl. Eine größere Menge zu kaufen lohnt sich nicht, weil das Öl sehr schnell ranzig wird und dann einen unangenehmen Geruch verströmt.

Wenn Sie das Ölfläschchen in Händen halten, werden Sie bemerken, dass das Öl rot ist. Das bedeutet auch, dass es rote Flecken macht, die schwer wieder herauszubekommen sind. Deshalb ist eine dicke Frotteeunterlage notwendig. Nehmen Sie die Behandlung nicht auf der schönen Couch im Wohnzimmer vor; schnell sind ein paar Tropfen verschüttet, die Sie sehr lange an die Johanniskrauttherapie erinnern werden. Ich empfehle Ihnen, die Behandlung kurz vor dem Schlafengehen durchzuführen. So kann sich die gelockerte Muskulatur anschließend im warmen Bett weiter entspannen.

Ölbehandlung für den Rücken

Bevor Sie mit der Behandlung beginnen, sind noch ein paar Vorkehrungen zu treffen. Sie benötigen zwei große Badetücher und einige Lagen Pergamentpapier. Das Papier sollte so groß sein, dass der ganze Rücken damit bedeckt werden kann. Breiten Sie ein dickes Frotteetuch im Bett oder auf einer flachen Bank aus, auf die sich die zu behandelnde Person auf den Bauch legt. Der Liegende soll sich in seiner Position wohlfühlen, denn die Anwendung dauert etwa 20 Minuten.

Eine Massage mit Johanniskrautöl wirkt wohltuend entspannend und lockert die Muskulatur. Führen Sie sie am besten abends durch, wenn Sie sich danach noch weiter entspannen können.

Der Behandler gibt ein wenig Öl in seine Handfläche und beginnt, den Rücken des Partners damit einzureiben. Gießen Sie das Öl nicht gleich aus der Flasche auf den Rücken, denn es fühlt sich für den Behandelten unangenehm kühl an. Außerdem lässt sich auf diese Weise die Menge des Öls nur schwer portionieren, es fließt meist mehr aus der Flasche heraus, als man benötigt. Es genügt, das Öl sanft aufzustreichen, es muss nicht einmassiert werden. Wenn die Haut richtig ölig ist, legen Sie das Pergamentpapier auf den Rücken und drücken es dabei sanft auf die Haut. Anschließend decken Sie Ihren Patienten mit dem zweiten Badetuch zu.

Nach etwa 20 Minuten wird das Pergamentpapier abgenommen und vorsichtig entsorgt. Das Öl ist nun vollständig von der Haut aufgesogen worden. Nun wird erneut Öl aufgestrichen und mit einer neuen Lage Pergamentpapier abgedeckt. Nach weiteren zehn Minuten Ruhezeit ist die Behandlung abgeschlossen.

Bevor der Patient aufsteht, wischen Sie bitte alle Rückstände des Öls sorgfältig ab. Um lästigen Flecken auf guter Wäsche vorzubeugen, empfehle ich, anschließend ein altes T-Shirt oder Nachthemd anzuziehen, das bei 60 °C gewaschen werden kann. Bevor Sie ins Bett gehen, sollten Sie sich ein paar Mal dehnen und strecken, um die Muskulatur aufzulockern.

Gelockerte Muskeln, entlastete Gelenke

Im Volksglauben geistert die Vorstellung herum, dass mithilfe des Johanniskrautöls verkümmerte Bandscheiben wieder prall aufgefüllt werden könnten. Das ist natürlich Unsinn, denn ein Öl kann nicht durch die Haut in den Gallertkern einer Bandscheibe eindringen. Johanniskraut hat sich aber seit Jahrhunderten als Heilmittel für das Nervensystem bewährt. Tatsächlich beeinflusst es den Stoffwechsel der Nervenzellen. Wenn es während der geschilderten Behandlung von der Haut aufgenommen wird, beruhigt es auch die kleinen Nerven der Haut und entspannt dadurch die Muskulatur. Die meisten Schmerzen, die wir uns tagtäglich zuziehen, entstehen nämlich durch verkrampfte oder verkürzte Muskeln. Wenn sie sich durch die Ölmassage lockern, werden auch die Gelenke entlastet, und so mancher blockierte Wirbel gleitet wie von selbst wieder an die richtige Stelle.

Sie können das Öl aber nicht nur bei dieser Rückenbehandlung einsetzen. Es ist vielseitig verwendbar. Sie können es sich auch an anderen Stellen in die verspannte Muskulatur einmassieren. Bei entzündeten und schmerzenden Nerven genügt es, das Öl nur leicht auf die Haut aufzutragen. Ein paar Tropfen davon genügen.

Sie können Johanniskrautöl kaufen oder auch selbst herstellen. Zu ernten sind die gelben Blüten des Johanniskrauts von Juni bis August, die Pflanze wächst am Wegesrand und säumt Gebüsche.

Johanniskrautöl selbst herstellen

Das in der Apotheke erhältliche Johanniskrautöl hat einen leicht unangenehmen Geruch und zählt zu den fetten, dickflüssigen Ölen. Wenn Sie es selbst herstellen möchten, empfehle ich Ihnen, als Basis ein leichtes Mandelöl zu verwenden. Es wirkt pflegend, ist geruchlos und fühlt sich angenehm auf der Haut an.

Für das Sammeln des Johanniskrauts ist der Hochsommer die richtige Saison. Von Juni bis August kann man die gelben Blüten gut er-

Die gelben Blüten des Johanniskrauts können von Juni bis August geerntet werden. Eine Massage mit Johanniskrautöl wirkt sich ausgesprochen entspannend auf die Muskulatur aus.

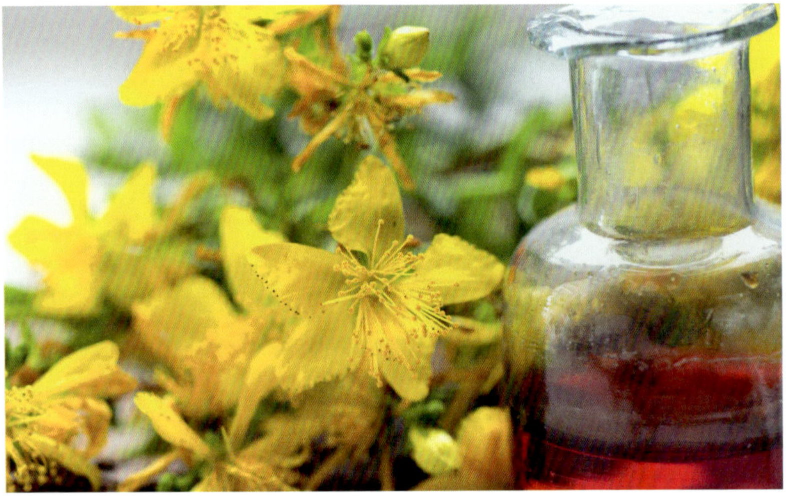

kennen. Nehmen Sie ein kleines Marmeladenglas mit etwa 100 Milliliter Fassungsvermögen. Schneiden Sie vor allem die Blüten ab und legen Sie auch ein paar grüne Blättchen dazu. Drücken Sie mit einem Holzstäbchen die Blüten und Blätter ein wenig zusammen, bis das Glas voll ist. Gießen Sie anschließend so viel Mandelöl dazu, bis die Pflanzenteile damit bedeckt sind.

Jetzt kommt der entscheidende Punkt: Bei der Herstellung von selbst gemachten Kräuterölen wird immer empfohlen, das Gefäß zwei Wochen lang in die pralle Sonne zu stellen. Ich rate Ihnen, dies nicht zu tun! Mir sind zu viele Öle durch diese Prozedur verdorben. Die Gefahr, dass das schöne Öl ranzig wird und dementsprechend riecht, ist einfach zu groß. Es genügt, das Glas zwei Wochen lang an einen warmen, hellen Ort zu stellen, z.B. an ein West- oder Südfenster. Dort erhält es genügend Licht und Wärme, besonders im Hochsommer, der Erntezeit des Johanniskrauts. Wer eine Extraportion Sonnenlicht einfangen möchte, stellt das Glas während des mittäglichen Sonnenhochstands eine halbe Stunde lang ins Freie. Schon nach ein bis zwei Tagen sehen Sie, dass das Öl beginnt, sich leicht rötlich einzufärben. Nach zwei Wochen ist es dunkelrot geworden.

Weiterverarbeitung in der Küche

Jetzt können Sie das Öl abseihen. Ich hänge dafür ein großes Teesieb in eine Glaskanne. In das Sieb lege ich einen dünnen Papierfilter, z.B. einen Teefilter, hinein. Auch Teile von Mulltüchern lassen sich gut dafür verwenden. Dann gieße ich langsam das Johanniskrautöl hindurch. Diesen Vorgang wiederhole ich noch einmal mit einem frischen Filter. Anschließend ist das Öl gereinigt und kann verwendet werden. Füllen Sie es in eine dunkle Glasflasche mit einem Schraubverschluss aus der Apotheke und bewahren Sie es an einem kühlen, aber nicht zu kalten Ort auf. Stellen Sie die Flasche nicht in den Kühlschrank!

Der Volksüberlieferung nach wirkt das Öl gut bei Rückenschmerzen und Ischiasbeschwerden sowie bei Schmerzen der Muskeln, Gelenke und Nerven. Bitte denken Sie daran, dass dieses so hilfreiche Öl kein Sonnenschutz ist, sondern im Gegenteil die Haut eher lichtempfindlicher macht. Gehen Sie also nach der Anwendung nicht gleich in die Sonne. Rote und braune Hautflecken und Sonnenbrände können die Folge sein.

Johanniskrautöl ist wie viele andere Öle auch licht- und hitzeempfindlich. Bewahren Sie es deshalb in einer dunklen Glasflasche an einem kühlen Ort, nicht jedoch im Kühlschrank auf.

Mohnöl – Heilmittel für verschiedenste Beschwerden

Die Mohnfelder seiner französischen Heimat faszinierten den impressionistischen Maler Claude Monet so sehr, dass er sie auf vielen seiner Gemälde darstellte. Heute ist diese zarte Blume fast vollständig von unseren Feldern verschwunden und nicht mehr in der von Monet dargestellten Fülle zu sehen. Durch den häufigen Einsatz von Pestiziden und Insektiziden zog sie sich zurück, nur noch gelegentlich können wir ein paar dieser Pflanzen entdecken. Kaum einer weiß, dass die roten Blütenblätter des Feldmohns nicht nur schön anzusehen sind, sondern in vergangenen Zeiten als wichtiges Heilmittel für die verschiedensten Beschwerden verwendet wurden.

Die alten Aufzeichnungen der Heilkundigen sowohl aus Europa als auch aus Russland empfehlen, sich ein Öl aus den Blütenblättern herzustellen. Im Gegensatz zum Johanniskrautöl benötigt es etwa vier Wochen zur Reife, in denen es in einem weißen Glas verwahrt werden soll. Da es schwierig ist, einen verschließbaren Behälter aus diesem Material zu finden, kann man sich damit behelfen, ein gläsernes Schraubglas mehrfach mit einem weißen Stoffstreifen, Seiden- oder Pergamentpapier zu umwickeln. Hergestellt wird dieses wunderbare Öl auf die gleiche Weise, wie ich sie zuvor beim Johanniskrautöl beschrieben habe (siehe S. 83ff.). Die Blüten, die von Mai bis Juli am Feldrand blühen, werden in ein kleines Glas eingefüllt und mit Mandelöl bedeckt. Bitte verwenden Sie dazu nur die roten Blätter und nicht die grünen Kapseln im Inneren der Mohnblume. Dann wird das Gefäß an einen hellen, aber nicht zu heißen Ort gestellt; nach vier Wochen wird das Öl sorgfältig abgeseiht und in eine dunkle Flasche gefüllt. Auch hier gilt: Vorsicht vor allzu großer Hitze! Das Öl kann sonst ranzig werden.

Am entspannendsten ist eine Massage, wenn Sie sie nicht selbst durchführen müssen, sondern sich massieren lassen können. Bitten Sie Ihren Partner oder einen guten Freund darum.

Den Einreibungen und Massagen mit Mohnöl werden erstaunlich zahlreiche Heilwirkungen zugeschrieben. Sie sollen nicht nur bei Muskel- und Gelenkproblemen helfen, sondern auch bei Zerrungen, Rheuma und Arthrose. Auch bei Wunden, die schlecht heilen, oder Keloiden (wulstige Narben) und Hautausschlägen wird Mohnöl empfohlen. Glaubt man den alten Berichten, so wirken Einreibun-

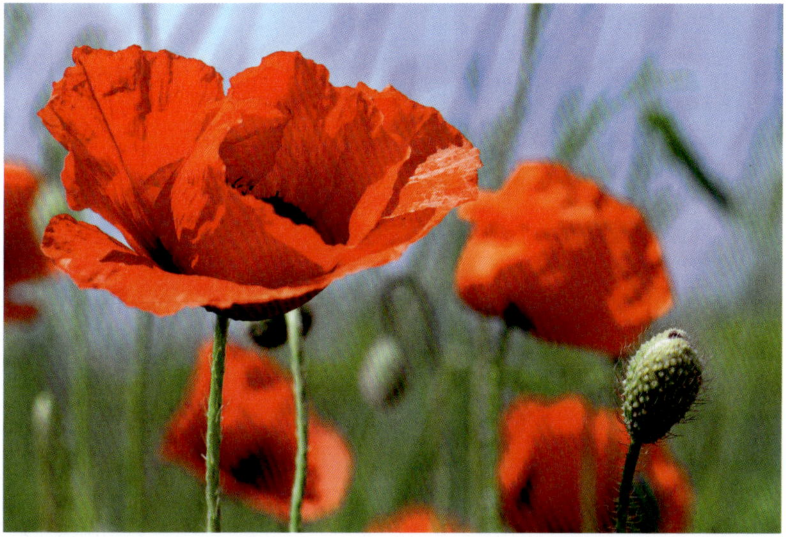

Mohn ist von unseren Feldern leider weitgehend verschwunden. Nur noch hier und da sind einige wenige dieser Heilpflanzen zu entdecken.

gen sogar bei Beschwerden der inneren Organe sehr zuverlässig. Dazu werden die betreffenden Hautareale mit Mohnöl eingerieben: Bei Husten wird es z.B. äußerlich auf Brust und Kehle aufgetragen, bei Magenschmerzen auf den Oberbauch. Akute Beschwerden der Muskeln und Gelenke reagieren rasch auf eine Massage mit Mohnöl. Chronische Gesundheitsstörungen, die schon seit Längerem bestehen, brauchen mehr Zeit zur Besserung.

Eine alte Heilmassage bei Rückenschmerzen

Von einem französischen Arzt erlernte ich eine sehr effektive traditionelle Methode, um den Rücken zu behandeln. Alles, was Sie dazu brauchen, ist eine Körperlotion, ein Gel oder am besten Johanniskraut- oder Mohnöl. Die behandelte Person setzt sich mit entblößtem Rücken auf einen Hocker. Entscheidend ist, dass sie dabei einen leichten Buckel macht. Der Behandler verreibt etwas von dem Öl oder der Lotion in seinen Handflächen und streicht den Rücken sanft und gründlich damit ein. Dann bildet er eine Faust und massiert den Rücken nur mit den Fingerknöcheln. Achten Sie dabei auf die genaue Durchführung.

Die Massage darf nur senkrecht von oben nach unten und von unten nach oben durchgeführt werden. Querstriche sind nicht erlaubt. Gewöhnlich fährt man mit den Fingerknöcheln in rhythmischen Strichen von etwa zehn bis zwölf Zentimetern Länge neben der Wirbelsäule auf und ab. Wenn sich die Haut rötet, rutscht man etwas tiefer und fährt so lange damit fort, bis der ganze Rücken gerötet ist.

Wenn Sie andere massieren, sollten Sie wissen, dass Sie nie direkt auf der Wirbelsäule massieren dürfen. Das tut nicht nur weh, sondern kann selbst wiederum zu Beschwerden führen.

Massieren Sie niemals direkt auf der Wirbelsäule! Es ist schmerzhaft, wenn Sie auf diese Weise über die Knochen gleiten. Gegen Rückenbeschwerden hilft es nur, wenn ausschließlich die Muskeln rechts und links der Wirbelsäule bearbeitet werden.

Streichen Sie den Rücken zunächst sanft. Die Massage sollte nicht schmerzhaft sein, trotzdem muss sich die Haut röten, damit der schmerzlindernde Effekt eintritt. Passen Sie den Druck Ihrer Massagebewegungen an die behandelte Person an. Eine schlanke und zierliche Frau darf natürlich nicht so stark massiert werden wie ein kräftiger, muskulöser Mann.

Nicht vergessen: Massieren Sie nie, wenn sich die Person in einer gestreckten Haltung befindet. Sie muss immer einen leichten Buckel machen, damit die Muskeln wieder entspannt und schmerzfrei werden. Daher darf die behandelte Person während dieser besonderen Massage nicht ausgestreckt auf dem Bauch liegen. Am besten stehen Sie dabei hinter der sitzenden Person; in dieser Stellung kann sie sich mühelos etwas nach vorn beugen.

Sie haben gut gearbeitet, wenn sich die Haut am Rücken gerötet hat. Manchmal wirken die Rückenmuskeln leicht geschwollen, auch das ist erwünscht und in Ordnung. Nach der Massage soll sich die behandelte Person umgehend warm anziehen, damit die Muskulatur warm gehalten wird. Den Effekt können Sie durch das Trinken von heißem Tee noch unterstützen. Auf keinen Fall sollte man jetzt kalt duschen. Die behandelte Person darf anschließend ruhig etwas Muskelkater haben. Gönnen Sie dem Körper danach eine Woche Ruhe, bevor die Massage wiederholt wird.

Die Halswirbelsäule bildet eine der prekärsten Stellen in der menschlichen Anatomie. Sie ist eher zart und fein gegliedert, muss aber das nicht unerhebliche Gewicht des Kopfes tragen.

Problemzone Halswirbelsäule

Die Halswirbelsäule ist ein besonders empfindlicher Bereich, mit dem viele Menschen ihre Probleme haben. Da sie den schweren Kopf mit dem Rumpf verbindet, ist sie besonderen Belastungen ausgesetzt. Einmal verrenkt, sind oft chronische Beschwerden die Folge. So führt eine Blockierung der ersten beiden Halswirbel zu verschiedenen Störungen wie etwa einem starken Schwindelgefühl. Bei der Fehlstellung der anderen Halswirbelkörper kann es zu Schlafstörungen, Problemen mit den Kiefergelenken, zu hohem Blutdruck oder gar zu Herzbeschwerden kommen.

Mit Johanniskraut- und Mohnblütenöl haben Sie zwei wohltuende Mittel zur Hand, um den Zustand der Halswirbelsäule zu verbessern. Nehmen Sie ein längliches Stück Baumwollstoff; auch Mulltücher oder alte Handtücher leisten hier gute Dienste. Tragen Sie das Öl Ihrer Wahl auf Hals und Nacken auf und wickeln Sie das Tuch wie einen Schal um den Hals herum. Wiederholen Sie das Vorgehen im Abstand von 20 Minuten noch dreimal. Am besten führen Sie die Behandlung abends vor dem Zubettgehen aus.

Besonders effizient ist es, wenn Sie den Heilölwickel mit sanften Dehnübungen für die Halswirbelsäule kombinieren. Gehen Sie dabei sehr behutsam vor.

Übungen für die Halswirbelsäule

Während Sie den Wickel mit dem Heilöl angelegt haben, empfehle ich Ihnen, langsame Bewegungsübungen zu machen. Eine Kombination der folgenden vier Übungen wirkt sehr entspannend. Die gesamten Halsmuskeln werden gekräftigt.

- Ziehen Sie das Kinn sanft in Richtung Brust, sodass der Nacken immer länger gedehnt wird. Mit einer Hand am Kinn können Sie den Druck nach hinten und unten sanft verstärken. Die Übung kann auch im Liegen ausgeführt werden. Legen Sie sich auf eine flache Unterlage, ziehen Sie das Kinn zur Kehle und lassen Sie Hals und Nacken dabei immer länger werden. Dann kommen Sie zur Ausgangsstellung zurück und beginnen von Neuem.
- Bei der zweiten Übung lassen Sie den Kopf vorsichtig nach hinten gleiten, als ob Sie den Sternenhimmel betrachten wollten. Nach ein bis zwei Atemzügen gehen Sie wieder in die Ausgangsstellung zurück.
- Während der dritten Übungen ziehen Sie das Kinn an und bewegen das rechte Ohr in Richtung rechte Schulter. Dann kommen Sie zur Mitte zurück und bewegen das linke Ohr zur linken Schulter hin.
- Bei der vierten Übung liegen Sie auf dem Rücken. Stellen Sie sich vor, dass an Ihrer Nase ein langer, dünner Bleistift angebracht ist, dessen Spitze bis oben zur Zimmerdecke reicht. Konzentrieren Sie sich bei dieser Bewegung ganz auf Ihre Nasenspitze und lassen Sie die Hals- und Nackenmuskulatur locker und entspannt. Stellen Sie sich nun vor, dass Sie mit der Bleistiftspitze zehn sehr kleine Kreise an der Decke ziehen. Bewegen Sie den Bleistift zehnmal im Uhrzeigersinn und zehnmal gegen den Uhrzeigersinn. Obwohl sich scheinbar nur die Nasenspitze bewegt, können Sie gut spüren, dass sich auch die Nackenmuskeln und die kleinen Wirbelgelenke bewegen. Halten Sie anfangs die Kreise klein und bewegen Sie sich langsam. Nach einiger Übungszeit können Sie die Kreise vergrößern. Fortgeschrittene zeichnen eine liegende Acht an die Zimmerdecke.

Alle Übungen zeichnen sich durch sehr langsame und vorsichtige Bewegungen aus. Das Kinn ist dabei immer leicht angezogen, die Nackenmuskeln sind gestreckt. Bei Schmerzen beginnen Sie zunächst mit drei bis fünf Wiederholungen, die Sie im Verlauf von einigen Wochen auf

jeweils zehn steigern dürfen. Wenden Sie keine Gewalt an und vermeiden Sie ruckartige Bewegungen. Die Wiederholungen und die Stärke, mit der Sie üben, richten sich nach Ihrem persönlichen Wohlbefinden. Gehen Sie nicht nach dem Prinzip: »Je schmerzhafter, desto besser« vor! Die Übungen bieten Ihnen eine effektive Methode zur Entspannung und Kräftigung der Muskulatur der Halswirbelsäule und des Nackens. Durch die gleichzeitige Behandlung mit Johanniskraut- oder Mohnöl fallen die Bewegungen leichter, denn die heilenden Pflanzenstoffe dringen durch die Haut in die Muskeln ein und machen sie geschmeidig.

Seien Sie geduldig

Wie bei allen Therapien kann man nicht unbedingt im Voraus sagen, wie lange es dauert, bis der Erfolg eintritt. Bei einem Teil meiner Patienten verschwanden die Schmerzen nach ein bis drei Anwendungen oder reduzierten sich drastisch, bei anderen dauerte es etwas länger. Gerade Beschwerden der Halswirbelsäule entwickeln sich über einen längeren Zeitraum. Haben Sie also die nötige Geduld, um diese diffizile Zone zu behandeln. Vertrauen Sie den Übungen, sie sind einfach durchzuführen und völlig ungefährlich.

Alle Heilungsprozesse erfordern Zeit, gerade bei chronischen Beschwerden. Eine Störung, die sich im Laufe der Jahre allmählich entwickelt hat, wird sicherlich nicht von heute auf morgen verschwinden.

Medizin für die Seele

Wenn Sie nicht auf den Sommer warten wollen, um sich Ihr eigenes Öl zuzubereiten, können Sie beide Öle auch in der Apotheke kaufen. Das ist eine gute Möglichkeit für Menschen, die in der Stadt leben oder sich nicht besonders für Botanik oder Selbstgemachtes interessieren. Trotzdem möchte ich dazu anregen, sich einmal an die Herstellung eines Pflanzenheilmittels heranzuwagen. Es macht nämlich schon Freude, die Zutaten auszuwählen und zu sammeln. Die Suche nach den Blüten und der Gang in die Natur sind erfrischend und stellen eine achtsame Beziehung zu den Pflanzenwesen her. Es ist eine schöne Erfahrung, dem Öl bei der Reife zuzusehen. Und wenn Sie es verwenden, spüren Sie eine tiefe Dankbarkeit der Natur gegenüber. Bei jedem Gebrauch steigen die Bilder des Sommers auf, in dem Sie die Blüten geerntet haben, und das allein ist schon eine Glücksmedizin für die Seele.

Grenzen der Selbstanwendung

Eine Warnung möchte ich noch aussprechen: In der Naturheilkunde werden bei Rückenschmerzen seit alters Schröpfen und Behandlungen mit Blutegeln angewandt. Beides sind sehr wirksame Methoden, die aber unbedingt in die Hände eines ausgebildeten Fachmanns gehören.

Zu einem verantwortungsvollen Umgang mit dem eigenen Körper gehört es auch zu wissen, wann eine Selbstbehandlung angezeigt ist und wann man mit den Beschwerden besser einen Arzt oder Heilpraktiker aufsuchen sollte.

Zwei Begebenheiten aus meiner Praxis können das belegen. Eine junge Frau kam mit einem rot angeschwollenen Oberschenkel und Fieber zu mir. Sie litt an einer Ischialgie und hatte gelesen, dass Blutegel diese Schmerzen sofort zum Verschwinden brächten. Im Internet suchte sie nach den billigsten Exemplaren und ließ sie sich zusenden. Der Erfolg dieser Eigenbehandlung war eine Blutvergiftung! Ich schickte sie sofort ins Krankenhaus, weil die gefährliche Infektion mit Antibiotikainfusionen behandelt werden musste.

Ein anderer Patient behauptete, seine Potenz sei ihm von einem Konkurrenten gestohlen worden. Seitdem sei er immer müde, und seine Potenz lasse sehr zu wünschen übrig. Bei der Untersuchung entdeckte ich am unteren Rücken lauter kleine Schnittwunden, die teils direkt im Wirbelsäulenbereich lagen. Auf meine Frage, woher er diese Verletzungen habe, antwortete er, dass er gelegentlich Rückenschmerzen habe und daher ausprobierte, sich selbst zu schröpfen. Er habe sich mit einer Rasierklinge blutig geschröpft. Leider hatte er dabei zwei entscheidende Fehler gemacht: Direkt auf der Wirbelsäule darf nicht geschröpft werden, und schon gar nicht blutig. Der zweite Fehler war jedoch viel schwerwiegender: In seiner Unkenntnis hatte er genau auf dem Akupunkturpunkt Ming Men geschröpft, der unter dem Dornfortsatz des zweiten Lendenwirbels liegt. Diese Zone gilt als wichtiges Energiezentrum und wird nicht umsonst in der chinesischen Medizin als »Tor des Lebens« bezeichnet. Mit der blutigen Prozedur hatte er sich dort selbst geschwächt. In den alten chinesischen Schriften wird vor Impotenz und allgemeiner Erschöpfung gewarnt, wenn an dieser Stelle Energie entzogen wird.

Gehen Sie bei allen Übungen bitte nie über die Schmerzgrenze hinaus und wenn möglich auch nicht bis an die Schmerzgrenze heran. Qi Gong ist eine besonders sanfte Bewegungsform, das macht die Übungen so effektiv.

Ein Schatz aus dem alten China

Aus dem alten China sind uns zwei sehr wirksame Übungen zur Kräftigung des Rückens und der Gelenke überliefert. Bevor Sie mit den Bewegungsübungen beginnen, möchte ich Ihnen einen Rat weitergeben, den ich von meinen chinesischen Qi-Gong-Meistern bekommen habe: Üben Sie nicht in den Schmerz hinein! Versuchen Sie nicht, eine Bewegung so perfekt wie möglich durchzuführen. Dabei können nämlich Sehnen oder Muskelfasern beschädigt werden, was sehr schmerzhaft sein kann. Besonders bei Verspannungen der Muskulatur sollten Sie mit dem Körper arbeiten und nicht gegen ihn, und zwar gerade so intensiv, dass Sie dabei ein angenehmes Gefühl haben. Zu einem späteren Zeitpunkt, wenn es Ihnen schon besser geht, dürfen Sie sich dann mehr zumuten.
In China weiß man schon viele Jahrhunderte lang um die Kraft der sanften Bewegungen des Qi Gong, die dazu dienen, den Energiefluss des Körpers wieder in Ordnung zu bringen und zu verbessern. Gerade bei Schmerzen des Rückens und der Gelenke empfehle ich zwei einfache Übungen. Die eine stammt aus dem geheimnisvollen Hui Chun Gong, das ist diejenige Art des Qi Gong, die ausschließlich

für die chinesischen Kaiser reserviert war. Hui Chun Gong hat eine so stark verjüngende Wirkung, dass sie nur dem Herrscher vorbehalten war, der sie mit niemandem teilen wollte. Dem allgemeinen Volk war Hui Chun Gong daher nicht zugänglich, erst vor einigen Jahren wurde es der chinesischen Öffentlichkeit bekannt gemacht.
Ich kam Ende der 1980er-Jahre in Singapur damit in Berührung. Es begann damit, dass ich meine Meisterin Madame Chang, die ich ein dreiviertel Jahr lang nicht gesehen hatte, nicht mehr wiedererkannte, weil sie sich in der Zwischenzeit durch Hui Chun Gong so stark verjüngt hatte. Ich musste natürlich sofort wissen, wie sie es angestellt hatte, sich in so kurzer Zeit so positiv zu verändern. Sie hatte die Güte, mich ihrem Meister Ong Sing Pang vorzustellen, der mich dann die geheimen Verjüngungsübungen der chinesischen Kaiser lehrte. Ich betrachte es als großes Geschenk, dass ich Hui Chun Gong als erste Europäerin erlernen durfte.

Wenn Sie in der Durchführung des Qi Gong etwas geübter sind, werden Ihre Bewegungen fließend und mühelos wirken. Unterschätzen Sie dennoch nie die Wirksamkeit der Übungen!

Erste Übung: »Drachenschwimmen«

Diese Übung ist einfach auszuführen, aber etwas schwer zu beschreiben. Stellen Sie sich einen Drachen vor, der aus der Luft ins Wasser eintaucht und sich aus dem Wasser wieder in die Luft erhebt, in perfekten halbkreisförmigen Bewegungen. Sie führen diese Bewegungen mit den Händen vor Ihrem Körper aus, indem Sie abwechselnd Halbkreise nach rechts und links zeichnen. Sie beginnen auf Schulterhöhe, gehen bis zu den Knien hinunter und dann wieder zurück. Wenn Sie wieder in der Ausgangsposition auf Schulterhöhe angelangt sind, haben Sie drei aufeinanderliegende Kreise vor dem Körper gezeichnet, gewissermaßen eine anderthalbfache Acht. Während Ihre Hände die Kreise zeichnen, bewegt sich der Rest des Körpers jeweils in die Gegenrichtung.

Stellen Sie sich aufrecht hin. Die Beine stehen eng beieinander, die Füße berühren sich. Die Knie sind immer leicht gebeugt und niemals straff durchgedrückt (siehe Abbildung unten links).
Ziehen Sie das Brustbein etwas nach innen und beginnen Sie, mit zusammengelegten Handflächen drei große Kreise vor dem Körper zu zeichnen. Die Bewegung startet an der linken Schulter: Führen Sie die Hände in einem großen Halbkreis über den Kopf zur rechten Schulter (siehe Abbildung unten rechts).
Von dort zeichnen Sie einen weiteren Halbkreis von rechts nach links bis etwa auf Höhe des Nabels (siehe Abbildung S. 96 oben links).
Der letzte Halbkreis in der Bewegung nach unten führt von links nach rechts bis etwa auf Höhe der Knie (siehe Abbildung S. 96 oben rechts).

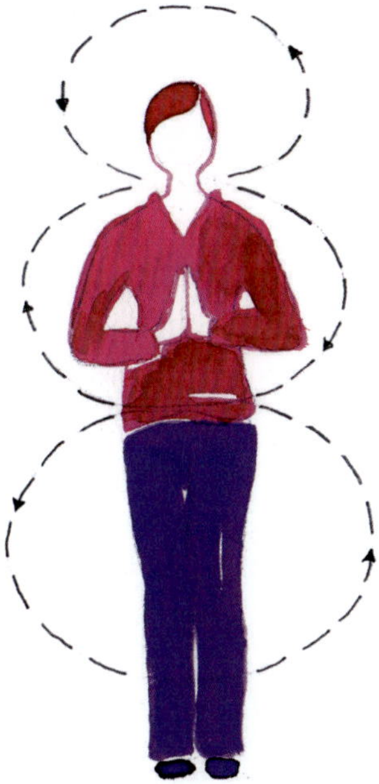

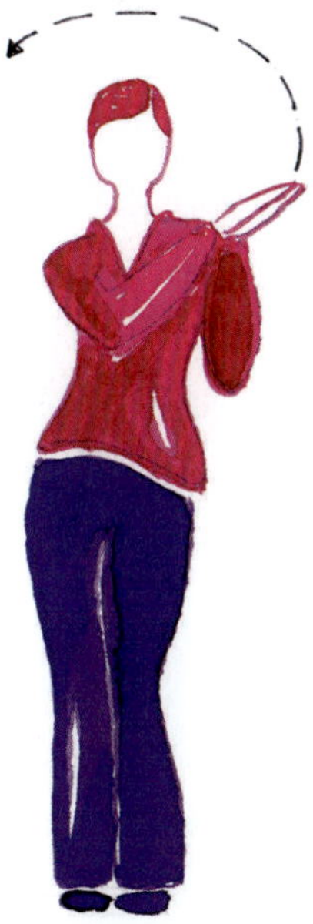

Diese Qi-Gong-Übung heißt Drachenschwimmen, weil die fließenden Bewegungen an einen ins Wasser eintauchenden Drachen erinnern.

Das »Drachen-schwimmen«, eine der kaiserlichen Verjüngungsübungen des geheimnisvollen Hui Chun Gong, stärkt Wirbelsäule und Gelenke und verbessert die Körperhaltung.

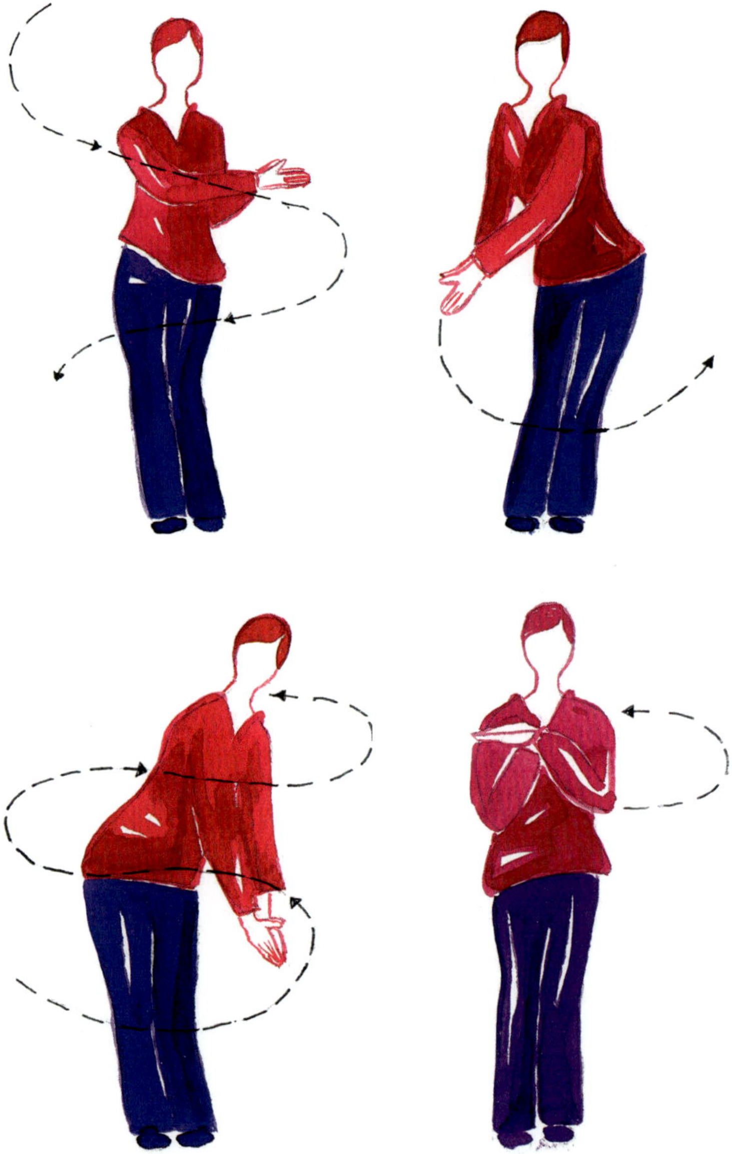

Nun kehrt sich die Bewegung um und führt wieder nach oben: Sie schließen den unteren Halbkreis, indem Sie eine Bewegung von rechts nach links ausführen, den mittleren Kreis mit einer Bewegung von links nach rechts und den obersten Kreis mit einer Bewegung von rechts nach links (siehe Abbildung S. 96 unten links).
Jetzt sind Sie wieder am Ausgangspunkt, nämlich an der linken Schulter, angelangt (siehe Abbildung S. 96 unten rechts).
Dieses Set der drei Kreise wird achtmal geübt. Versuchen Sie, die Kreise möglichst gleich groß zu zeichnen, und vergessen Sie nicht, den Körper dabei jeweils gegenläufig zu bewegen.

Richten Sie Ihre Aufmerksamkeit während des Drachenschwimmens auf eine Energiezone, die sich im Bereich des Damms, an der untersten Stelle des Rumpfes, befindet – und lächeln Sie, während Sie üben! Auf diese Weise unterstützen Sie den Körper, ein deutliches Mehr an heilender Energie zu erzeugen.

Die magische Acht

Die kaiserlichen Verjüngungsübungen sind einer Zahlenmagie unterworfen, die für Jugendlichkeit sorgen soll. Wundern Sie sich deshalb nicht darüber, dass diese Übung gegen Rückenschmerzen genau acht Mal ausgeführt wird. Diese Zahl gilt in China als eine Art Schlüssel zur Unendlichkeit und der ewigen Jugend. Keine Sorge, die Übung dauert nur wenig länger als eine Minute.
Wiederholen Sie diesen Ablauf von acht Sequenzen zwei Wochen lang ein- bis zweimal am Tag, um die Wirbelsäule und die Gelenke zu stärken. Nach dieser Zeit können Sie das Drachenschwimmen länger durchführen und die Zahl der Kreise aufstocken, und zwar in dem Rhythmus von 8, 16, 24 und 32 Sets. Die ganze Übung zeichnet sich durch lebhafte schlängelnde Bewegungen aus. Durch dieses schlangenartige Winden der Wirbelsäule wird der ganze Rücken trainiert. Dort, wo die Muskeln zu schwach sind, werden sie gestärkt, und angespannte Muskeln werden entspannt. Die Übung ist auch eine gute Hilfe, um eine schlechte Haltung zu verbessern. Rückenschmerzen resultieren meist aus Verspannungen der Muskulatur, aber auch aufgrund von zu schlaffen und kraftlosen Muskeln. Durch

die Übung werden sie langsam gedehnt und gelockert, das führt zu einer besseren Körperhaltung.

Zweite Übung: »Chan Mi Gong«

Die zweite Übung für den Rücken gehört zum System des Chan Mi Gong, das in alter Zeit nur von den Mönchen der Zenklöster geübt werden durfte. Es erweckt nämlich starke Energien und gleichzeitig auch spirituelle Kräfte. Schon der chinesische Name weist darauf hin, dass es sich um Praktiken des Qi Gong, verbunden mit den Konzentrationstechniken des Zen-Buddhismus, handelt. »Chang« bedeutet im Chinesischen Zen und »Mi« bedeutet Tantra. Diese beiden Begriffe verweisen auf die meditativen und spirituellen Aspekte dieser besonderen Art des Qi Gong. Das Wort »Gong« bedeutet Arbeit oder Übung. Über diese geistigen Aspekte hinaus wirkt Chan Mi Gong auch bei Erkrankungen des Bewegungsapparats wie Rückenschmerzen und steifen Gelenken, indem es die Wirbel und Gelenke wieder beweglich und schmerzfrei macht. Ich empfehle daher jedem, der an diesen Problemen leidet, die vereinfachte Grundübung, die ich im Folgenden beschreibe.

Für die Übung »Chan Mi Gong« benötigen Sie nur wenig Platz, denn die Wirbelsäule wird im Stehen vorsichtig in verschiedene Richtungen gedreht. Der Rumpf und die Arme folgen der Bewegung der Wirbel, was die Übung sehr anmutig wirken lässt.

Der Übungsablauf

Sie stehen gerade, die Füße sind etwa schulterbreit auseinander. Die Fußspitzen zeigen nach außen, wobei zwei Drittel des Gewichts auf den Fersen ruhen. Die Knie sind während der ganzen Übung locker und leicht gebeugt. Chan Mi Gong bei Rückenproblemen besteht aus drei Teilen. Der Sinn der Übungen ist, jeden einzelnen Wirbel konzentriert und vom Bewusstsein her zu bewegen. Als Erstes verschieben Sie alle Wirbel von hinten nach vorn, also von dorsal nach ventral. Als Zweites wird jeder Wirbel von rechts nach links verscho-

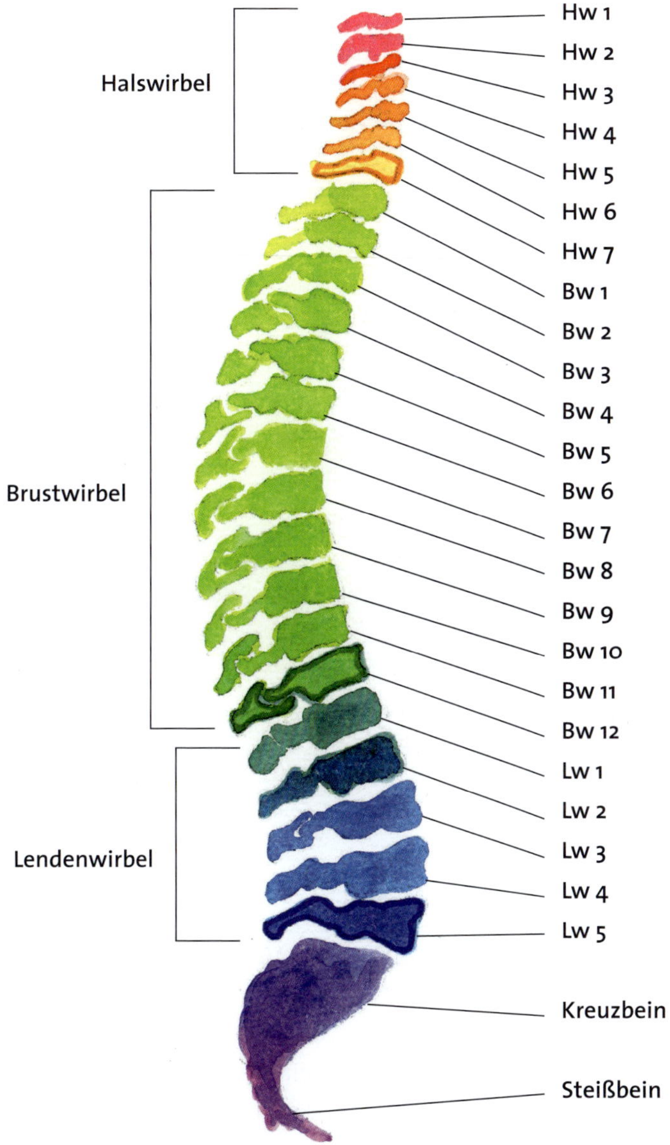

Für die Rückenübung »Chan Mi Gong« ist es wichtig, sich die Wirbelsäule mit den einzelnen Bereichen der Hals-, Brust- und Lendenwirbel möglichst bildhaft vorzustellen.

ben, als Drittes werden die Wirbel gegeneinander verdreht. Der Mensch hat fünf Lendenwirbel, zwölf Brustwirbel und sieben Halswirbel. Zählen Sie bei der Bewegung aufmerksam mit und konzentrieren Sie sich dabei auf Ihren Rücken. Es werden immer zuerst die unteren Wirbel bewegt, und zwar jeder einzeln, so lange, bis Sie am Hinterkopf angelangt sind. Der Impuls beginnt am fünften Lendenwirbel und endet mit dem ersten Halswirbel an der Schädelbasis. Etwa ab der Taille finden Sie den Anfang der Brustwirbelsäule. Der siebte Halswirbel hat den lateinischen Namen »Prominens«, der Hervorstehende. Diese Bezeichnung ist sehr passend, denn dieser Wirbel steht im Nacken tatsächlich deutlich vor und markiert den Übergang von der Brust- zur Halswirbelsäule.

Prägen Sie sich die Abbildung der Wirbelsäule gut ein, denn bei der Übung »Chan Mi Gong« ist viel Imaginationskraft gefragt.

1. Phase Beugen Sie sich leicht nach vorn und lassen Sie auch die Arme locker nach unten hängen. Stellen Sie sich dabei vor, dass sich der fünfte Lendenwirbel von hinten nach vorn und wieder zurück verschiebt. Dann folgen der vierte, dritte, zweite und erste Lendenwirbel. Mit derselben Bewegung werden anschließend alle zwölf Brustwirbel von hinten nach vorn und wieder zurück geschoben. Wenn die Bewegung im Nacken angelangt ist, geschieht dasselbe mit den sieben Halswirbeln. Beginnen Sie stets am unteren Rücken und enden Sie am obersten Halswirbel. Wiederholen Sie den Ablauf noch einmal in der Gegenrichtung, und zwar von oben nach unten.

2. Phase Stehen Sie aufrecht und schieben Sie alle Wirbel vom Becken an nach links und dann nach rechts. Arme und Hände schwingen anmutig mit dieser wellenartigen Bewegung mit. Auch hier müssen Sie zählen: fünf Lendenwirbel, zwölf Brustwirbel und sieben Halswirbel. Sie beginnen mit den Lendenwirbeln und enden an den Halswirbeln, dann geht es wieder zurück.

3. Phase Stehen Sie aufrecht, die Arme hängen locker an den Seiten herab. Drehen Sie langsam Wirbel für Wirbel im bekannten Rhythmus fünf, zwölf, sieben, von rechts nach links und von unten nach oben und wieder zurück. Die Arme folgen dieser Drehbewegung.

Gleichzeitig eine Meditationsübung

Um die Übung richtig durchzuführen, sollte man eine bildhafte Vorstellung der Wirbelsäule haben. Sie bewegen zwar den Körper, aber das hauptsächliche Bemühen liegt im Bewusstsein und in der Imagination. Natürlich verschieben sich die Wirbel nicht wie Dominosteine in alle Richtungen. Vielmehr wird die Muskulatur gleichzeitig gedehnt, gefestigt und so gelockert, dass nach einiger Übungszeit jeder Wirbel in seine richtige Position kommt. Die Durchblutung wird verstärkt, und Schmerzen vergehen.

Lächeln Sie, während Sie Chan Mi Gong üben. Die beste Wirkung wird erzielt, wenn Sie ein Lächeln auf den Lippen haben und sich dann vorstellen, dieses Lächeln zur Stirnmitte hin zu lenken. Imaginieren Sie, dass diese Stelle zwischen den Augenbrauen, das sogenannte dritte Auge, weit und strahlend wird. Dadurch entspannen sich die Muskeln des ganzen Körpers, der Geist wird ruhig, die Übungen fallen leichter und haben eine stärkere Wirkung. Vergessen Sie dabei vor allem nicht, dass Chan Mi Gong auch eine Art Meditationspraxis darstellt. Versuchen Sie daher, sich während des ganzen Ablaufs in eine tiefe Konzentration zu versenken, aus der heraus sich die Bewegungen entwickeln.

Auch ein einfaches Lächeln kann erstaunliche Wirkungen haben. Führen Sie Qi Gong immer mit einem Lächeln auf den Lippen durch, das erhöht die Effektivität der Übungen.

Die Kraft des Farnkrauts

In dieser Pflanze sind unter anderem das Enzym Thiaminase, der Bitterstoff Filmaron, ätherische Öle und auch Harzöl enthalten. Letzteres ist giftig, wenn es innerlich angewendet wird. In den ländlichen

Gegenden wurde früher Farnkrauttinktur verordnet, wenn der Darm von Parasiten oder Würmern befallen war. Das ist heute nicht mehr üblich, weil man erkannt hat, dass Harzöl nicht nur die Muskulatur der Schädlinge, sondern auch die des Kranken lähmt. Aus diesem Grund wird nur zu einer äußerlichen Anwendung geraten.

Der Farn, eine der ältesten Pflanzen der Erde, bevorzugt als Standort Wälder und schattige Plätze. Schon Hildegard von Bingen schätzte ihn als Heilpflanze.

In der Volksheilkunde gibt es auch magische Farnkrautrezepte. So soll das Farnkraut als Hilfe gegen böse Geister, Angriffe von neidischen Menschen und bei Halluzinationen wirken. Ich lege Ihnen hier aber ein handfestes russisches Heilgeheimnis für körperliche Beschwerden nahe. Bei Muskelverspannungen, Krämpfen und rheumatischen Schmerzen helfen mit Farnkraut gefüllte Kissen. Wenn der ganze Rücken verspannt ist und schmerzt, tut es gut, auf einer Auflage von Farnkraut zu schlafen. Ihm wird die Kraft zugeschrieben, Schmerzen aus dem Körper herauszuziehen. Ältere Menschen werden oft von einem Gefühl der Müdigkeit geplagt, die in den Extremitäten und der Wirbelsäule zu liegen scheint – als wären die Knochen, die Muskeln und besonders die Beine und Füße eingeschlafen und kraftlos. Auch diese Müdigkeit zieht das Farnkraut aus dem Körper heraus. Wenn jemand gar nicht mehr gehen mag, weil die Füße so schwach sind, dass die Sohlen wie betäubt wirken, hilft es, ein Farnkrautblatt in die Schuhe hineinzulegen. Noch besser wirkt es, ein Farnkrautblatt in ein Paar warme Socken zu legen, die dann über Nacht im Bett getragen werden.

Selbst gemachte Farnkrautunterlage

Gehen Sie in den Sommermonaten in den Wald und sammeln Sie dort Farnkrautblätter. Sie werden sich wundern, wie viel Sie davon benötigen werden, um eine brauchbare Unterlage herzustellen. Füllen Sie zweimal oder dreimal den Kofferraum Ihres Autos mit Ihrer

Ernte. Das klingt zwar nach viel, aber wenn die Pflanze getrocknet ist, werden Sie mit dieser Menge gerade einmal auskommen. Da Farnkraut gern im Schatten der Wälder wächst, kann es beim Ernten noch ziemlich feucht sein. Daher ist es wichtig, die Blätter auszulegen, am besten auf einem Betttuch oder Zeitungspapier, und langsam trocknen zu lassen. Bevor Sie mit ihnen weiterarbeiten, müssen sie richtig rascheln, wenn sie berührt werden. Streifen Sie dann die fedrigen Blätter von den langen Stielen ab und geben Sie sie in einen Eimer oder in eine große Schüssel. Dann kneten Sie mit trockenen Händen die Blätter durch, um sie noch mehr zu zerkleinern. Anschließend nehmen Sie einen Bettbezug, der unbedingt einen Reißverschluss haben muss! Ein geknöpfter Überzug genügt nicht, denn sonst haben Sie das ganze Bett voller Blattreste. Legen Sie den mit der Blattmasse gefüllten Bezug auf die Matratze und verteilen Sie die Füllung gleichmäßig mit einigen Handstrichen.

Russische Forscher haben herausgefunden, dass das Liegen auf einer solchen Unterlage aus Farnkraut den Körper auch von den Folgen von Elektrosmog befreit. Sie tun sich also in vielerlei Hinsicht etwas Gutes, wenn Sie sich die Mühe machen, eine solche Matratze herzustellen. Im nächsten Sommer entsorgen Sie die Füllung in der Natur oder der Biotonne und fertigen sich eine neue an.

Licht und Farben haben schon für sich genommen therapeutische Wirkungen, die sich beispielsweise auch die Psychotherapie zunutze macht. Kombiniert man die beiden Elemente, potenzieren sich die Wirkungen noch.

Farbiges Fersenlicht

Jetzt machen wir einen Sprung in die moderne Zeit und lernen, wie Rückenschmerzen mit dem Licht einer Taschenlampe gelindert werden können. Licht ist ein Heilmittel! Nicht nur, dass es uns bei Sonnenschein besser geht und wir uns munterer fühlen. Verschiedene körpereigene Stoffe könnten ohne das Licht der Sonne von uns überhaupt nicht gebildet werden. Dazu gehören beispielsweise Vitamin D, das in Wirklichkeit ein wichtiges Hormon und kein Vitamin ist, und das Hormon Melatonin, das zur Herstellung von Serotonin gebraucht wird. Ohne Licht fehlt ihnen der Impuls zur Entstehung. Verkümmern diese Stoffe, so leidet der Mensch bald an den verschiedensten Problemen, die ernste körperliche und seelische Schäden verursachen. Die Idee, auch körperliche Erkrankungen mit Licht zu behandeln, gab es schon in der Antike.

Auch Licht und Farben liegen rein physikalisch gesehen bestimmte Schwingungsmuster zugrunde. Es sollte deshalb nicht verwundern, dass sie einen energetischen Einfluss auf unseren Körper haben.

Im 20. Jahrhundert widmete sich der indische Arzt Dr. Dinshah Ghadiali (1873–1966) im Rahmen eines großen Forschungsprojekts der Heilung durch farbiges Licht. Über seine sensationellen Erfolge mit dieser Methode verfasste der Mediziner und Chemiker ein dreibändiges Werk, das er *Spektro-Chromo-Therapie* nannte.

Darin berichtet er über rund 6000 Heilungen, die allein durch die Bestrahlung mit farbigem Licht zustande kamen. Dazu gehörten schwerste innere Erkrankungen, Infektionen, Verbrennungen, Ausschläge und Schmerzen. Aus seinem Schatz an gesammelten Erfahrungen stammt auch die Empfehlung, bei Rückenschmerzen die Fersen mit Licht zu bestrahlen. Er machte die Erfahrung, dass sich lokale Schmerzen in einer davon entfernten Körperzone widerspiegeln und von dort aus behandeln lassen können. Leiden an der Wirbelsäule spiegeln sich seiner Erfahrung nach sehr häufig an der Ferse und Achillessehne wider.

Licht als Heilmittel

Das Handwerkszeug ist einfach: Nehmen Sie eine Taschenlampe zur Hand und befestigen Sie eine Farbfolie oder ein farbiges Papier vor dem Strahler. Kleben Sie die Folie oder das Papier so fest, dass es nicht verrutschen kann. Wenn Sie an akuten Rückenschmerzen leiden, verwenden Sie blaues Licht, denn es bringt die Entzündung zum Abheilen und beruhigt gleichzeitig die Nerven. Wenn die Schmerzen zurückgegangen sind, wenden Sie eine Bestrahlung mit grünem Licht an, denn dadurch werden die Knochenhaut und der Knochen aufgebaut, und die Beschwerden können ausheilen. Ziehen Sie die Taschenlampe mit dem Farbfilter zuerst 20- bis 30-mal langsam über die Stellen am Rücken, die Ihnen wehtun, oder bitten Sie einen Partner, dies für Sie zu tun. Achten Sie darauf, dass das farbige Licht auf den Schmerzort gerichtet wird. Anschließend streichen Sie mit der Taschenlampe etwa fünf Minuten auf der rechten und linken Seite der Achillessehne entlang auf und ab. Am besten ist es, wenn Sie ganz langsam arbeiten, damit die Ferse das heilende Licht gut aufnehmen kann.

Wiederholen Sie das mehrere Tage hintereinander, Sie dürfen sich ruhig einige Male täglich auf diese Weise behandeln.

Dass unsere Körperhaltung auch unsere Psyche, unsere Stimmung beeinflusst, können Sie durch ein kleines Experiment selbst herausfinden. Stellen Sie sich einmal aufrecht, aber entspannt hin und beugen Sie anschließend den Rücken und lassen Sie die Schultern hängen. Spüren Sie den Unterschied?

Die Bedeutung einer geraden Körperhaltung

Im Rahmen einer aktuellen gerontologischen Studie in Japan wurde bei mehr als 800 Frauen und Männern zwischen 65 und 94 Jahren vor allem der Zustand der Wirbelsäule untersucht. Während eines Zeitraums von fünf Jahren beobachteten die Ärzte dabei auch, inwieweit sich die Wirbelsäule der Senioren krümmte, und stellten fest, dass der Entwicklung einer buckeligen Körperhaltung eine besondere Bedeutung zukommt.

Von den untersuchten 800 Personen wurden 16 Prozent innerhalb der fünf Jahre zu Pflegefällen. Von diesen wurden diejenigen Personen mit der größten Körperneigung nach vorn viermal häufiger zu Pflegefällen als diejenigen, die sich aufrecht hielten. Die Ärzte, die diese Studie überwachten, kamen daher zu der Überzeugung, dass die Körperhaltung eines älteren Menschen ausschlaggebend für seine gesundheitliche Zukunft ist und eine entscheidende Rolle dabei spielt, ob er sich selbst versorgen und unabhängig von fremder Hilfe bleiben kann. Ein bemerkenswertes Ergebnis!

Frühzeitig auf eine gerade Körperhaltung zu achten beugt nicht nur zahlreichen Beschwerden vor, sondern hält uns auch mit zunehmendem Alter länger fit.

Ein unabhängiges Leben zu führen und selbstständig sein – das ist genau der Wunsch, den ältere Menschen am häufigsten äußern. Achten Sie also auf Ihre Körperhaltung und halten Sie sich gerade, wenn Sie dieses Ziel erreichen möchten. Jüngere Menschen werfen beim Bummeln in der Stadt oft einen Blick auf ihr Spiegelbild im Schaufenster und zupfen sich die Frisur oder die Mütze zurecht. Dieser Blick in ein spiegelndes Fenster ist auch für ältere Menschen eine gute Möglichkeit, auf ihre Körperhaltung zu achten. Gehen Sie leicht gebeugt? Lassen Sie müde den Kopf hängen? Ziehen Sie die Schultern nach oben? Was auch immer Ihnen auffällt, korrigieren Sie diese Haltung und setzen Sie Ihren Weg möglichst gerade und aufrecht fort.

Fehlhaltungen vermeiden

Eine schlechte Haltung geht häufig vom Nacken aus und setzt sich von dort über die Brustwirbelsäule weiter nach unten bis zur Lendenwirbelsäule fort. Durch eine falsche Haltung beim Sitzen, Lesen, Essen oder bei der Arbeit am Computer entsteht zuerst eine leichte Krümmung des Nackens.

Auch Jugendliche gewöhnen sich gelegentlich eine schlampige Haltung an und lassen die Schultern hängen, um möglichst lässig zu wirken. Versuchen Sie, solche Fehlhaltungen von Anfang an zu vermeiden, denn nichts ist schwieriger, als eine eingespielte Angewohnheit wieder aufzugeben. Sich gerade zu halten bedeutet ja nicht, dass Sie steif wie ein Spazierstock herumlaufen müssen. Eine gebückte Haltung kann aber auch durch eine angeborene Störung, eine Verletzung oder durch eine degenerative Erkrankung verursacht werden.

Wenn man bedenkt, dass von jedem einzelnen Wirbel Nerven oder Nervengeflechte ausgehen, die beispielsweise das vegetative Nervensystem oder einzelne Organe wie das Herz oder den Magen versorgen, kann man sich leicht vorstellen, wie wichtig es für die Gesundheit ist, die Wirbelsäule beweglich zu halten. Vom guten Aussehen einmal abgesehen, wirkt sich eine schlechte Körperhaltung im Laufe der Zeit nämlich ausgesprochen negativ auf das gesamte Wohlbefinden aus. Nutzen Sie also bei jedem Stadtbummel den Blick in die spiegelnden Schaufensterscheiben, um Ihre Haltung gegebenenfalls zu korrigieren.

Menschen, die viel am Schreibtisch sitzen und am Computer arbeiten, wissen oft gar nicht mehr, wie sich ein offener Schulterbereich anfühlt.

Übung: »Schulteröffnen«

Diese einfache Übung stammt aus dem Schatz der geheimen Verjüngungstechniken der chinesischen Kaiser, dem Hui Chun Gong. Sie unterstützt uns dabei, eine natürliche und schöne Haltung einzunehmen und zu halten. Sie strafft Hals und Nacken, richtet gebeugte Schultern wieder gerade auf und befreit die Atmung. Fangen Sie also früh genug damit an, denn je früher Sie beginnen, desto schneller verspüren Sie die positive Wirkung. Doch selbst wenn Sie schon eine gebeugte Wirbelsäule haben sollten, lassen Sie sich nicht entmutigen und denken Sie nicht: »Es hat ja doch keinen Sinn mehr«! Üben Sie und freuen Sie sich an jedem kleinen Fortschritt, den Sie machen. Allmählich werden sich Ihre Haltung und Atmung deutlich verbessern.

Der Übungsablauf

Stehen Sie gerade, die Füße sind etwa schulterbreit auseinander. Beugen Sie nun langsam die Knie. Die Hände gleiten währenddessen an den Oberschenkeln hinab, atmen Sie dabei tief und ruhig aus (siehe Abbildungen unten).

Sobald die Handflächen an den Knien angekommen sind, geben Sie sich von den Fußsohlen ausgehend einen Impuls nach oben, der Sie langsam wieder aufrichtet. Sie stehen dabei kurz auf den Fußballen und atmen ein.

Wenn Sie wieder aufrecht stehen, drehen Sie die Schultergelenke in einem Halbkreis nach hinten und atmen dabei tief und lang aus. Öffnen Sie den Schultergürtel und machen Sie dabei den Raum zwischen den Schultern und dem Brustbein ganz weit (siehe Abbildung S. 109).

Die Öffnung des gesamten Schulterbereichs ist vor allem für Menschen wichtig, die den ganzen Tag einer sitzenden Tätigkeit nachgehen und dabei meist auch den Rücken gebeugt halten.

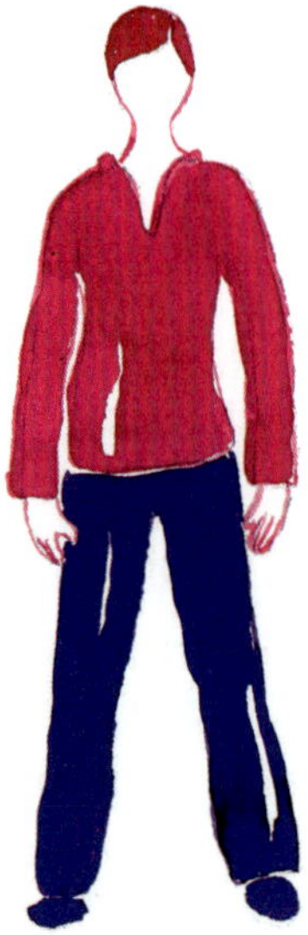

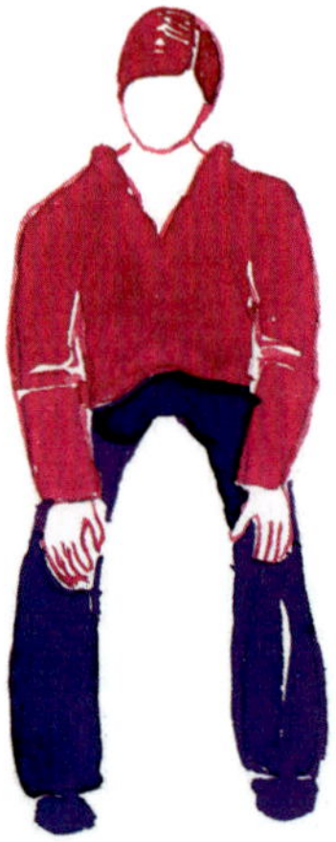

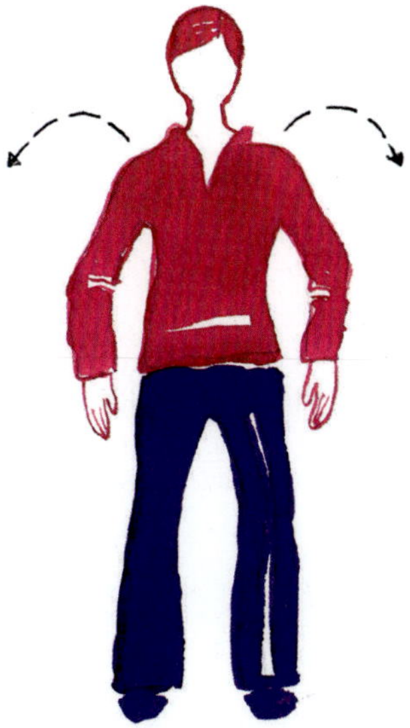

Sie können diese Übung beliebig oft wiederholen, am besten vor einem geöffneten Fenster oder im Freien.

Mit der Übung wird auch die Nackenmuskulatur gestärkt und der gesamte Organismus belebt. Sie ermöglicht ein freieres und tieferes Atmen.

Das Schulteröffnen stärkt die Muskulatur des Nackens und wirkt belebend auf den ganzen Organismus. Die Übung lockert und weitet den gesamten Schultergürtel sowie den Brustkorb. Sehr wichtig dabei ist, dass Sie auf den Atem achten. Denn die spezielle Atmung, die sich während dieser Übung ganz von selbst einstellt, sorgt dafür, dass auch die obersten Lungenspitzen gut belüftet werden. Die Lunge dehnt sich aus, und die Atemmuskulatur wird trainiert. Beides wirkt sich belebend auf den Organismus aus.

Aus diesem Grund kann man dieser Übung eine gewisse antidepressive Wirkung zuschreiben. Auf jeden Fall hilft sie bei schlechter Laune. Beobachten Sie einmal Ihre Körperhaltung und Atmung, wenn Sie in niedergedrückter Stimmung sind. Der Kopf hängt, der Rücken ist gebeugt, wodurch Brustkorb und Lunge komprimiert werden. Wenn sich diese Körperhaltung verfestigt, bekommen Sie weniger Luft, der Atem wird flach, und Sie werden immer melancholischer. Nicht umsonst lehrten schon die alten chinesischen Ärzte, dass in der Lunge die Trauer gespeichert ist. Mithilfe der Übung »Schulteröffnen« können Sie die angesammelte Trauer aus der Lunge vertreiben und durch den eingeatmeten Sauerstoff wieder Freude ins Leben zurückbringen.

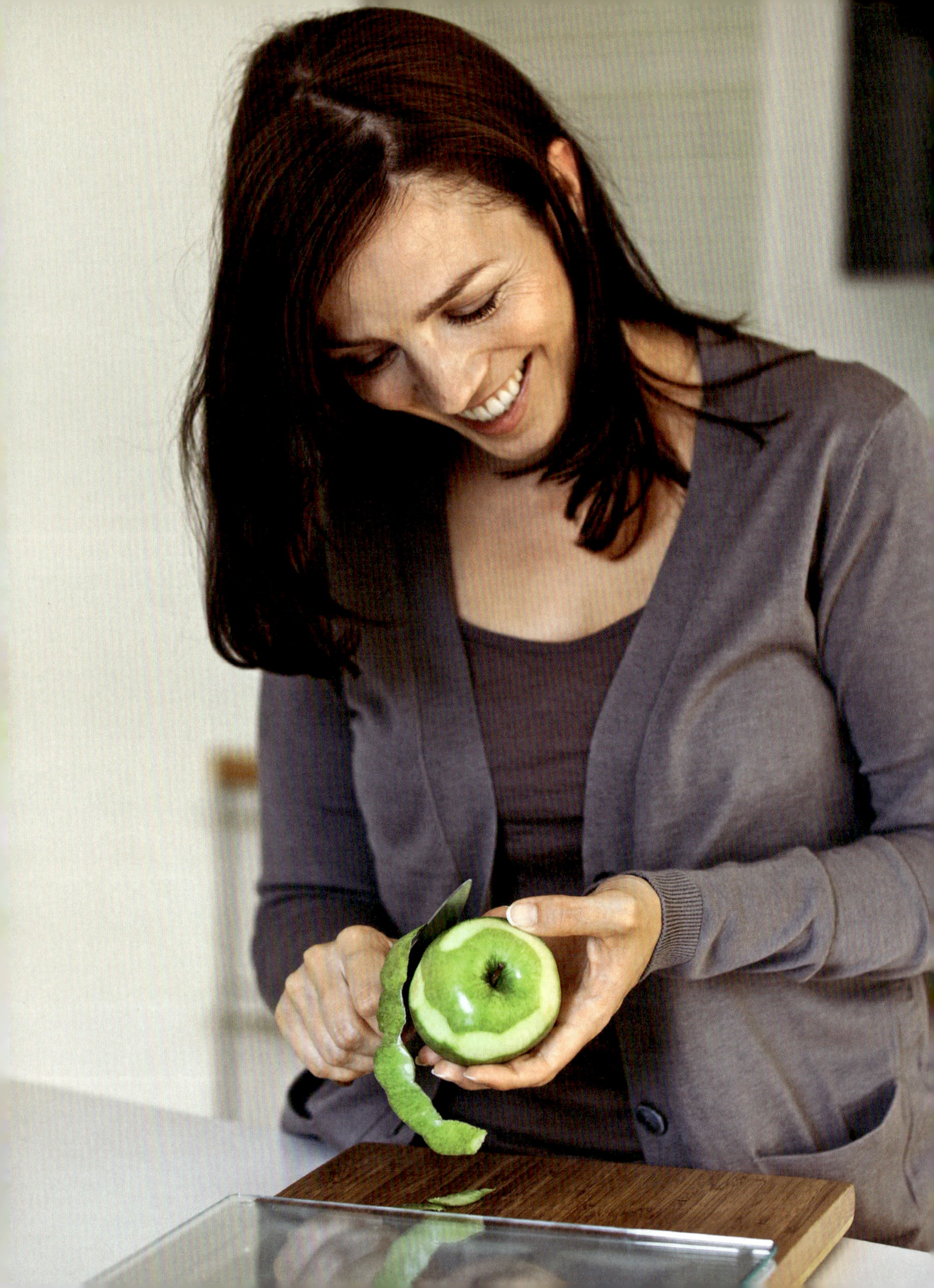

Entschlacken und verjüngen

Traditionelle Reinigungskuren

Obwohl die Medizin die Idee der Entschlackung infrage stellt, weil unser Körper und seine Organe das selbst erledigen können, sind Entschlackungskuren sehr beliebt. Ist es nicht so, dass Zeiten der inneren körperlichen Reinigung eine uralte Tradition der Menschheit sind und dass wir uns tatsächlich besser fühlen, wenn wir eine solche Kur gemacht haben? Warten wir ab, was die Mediziner uns in zehn Jahren zum Thema Entschlacken sagen werden. Zu oft habe ich schon erlebt, dass nach einiger Zeit genau das Gegenteil propagiert wurde.

Mit Entschlacken ist die möglichst schnelle und gründliche Ausscheidung von Schadstoffen und Stoffwechselabbauprodukten aus dem Körper gemeint.

Problemstellen Magen und Darm

Probleme mit den Verdauungsorganen sind weitverbreitet. Diese können sich beispielsweise in einem empfindlichen Magen, in zu viel Magensäure und Sodbrennen oder in Verstopfung äußern. Wie oft hört man den Satz: »Ich habe es mit dem Magen.« Nicht umsonst gehören Medikamente für den Verdauungstrakt zu den meistverkauften Artikeln in Apotheken und Drogeriemärkten. Dazu zählen Tabletten und Tropfen gegen zu viel Magensäure, Abführmittel und eine ganze Palette von Produkten, die eine Gewichtsabnahme versprechen.

Ein großer Teil dieser Beschwerden ist auf eine unbedachte Ernährung zurückzuführen. Oft ist es so, dass gerade Menschen, die durch äußere Faktoren zu einer einfachen Kost gezwungen waren, lange gesund bleiben und ein hohes Alter erreichen. Als lebendiges Beispiel kann ich einen fast 90-jährigen Mann anführen, der Briefträger in einer ländlichen Gegend war. Zu seiner Zeit stand ihm nicht einmal ein Fahrrad zur Verfügung, um die weit auseinander liegenden Höfe zu erreichen. Auf diese Weise war er fast den ganzen Tag unterwegs. Als Mittagessen hatte er ein belegtes Brot bei sich, abends gab es eine Gemüse- oder Kartoffelsuppe. Er ist heute noch gesund, beweglich und guter Laune. Es ist eine faszinierende Feststellung, dass eine einfache, karge Kost uns nicht schaden, sondern eher nützen kann.

Dass unsere moderne Ernährungsweise viele Probleme mit sich bringt, ist mittlerweile bekannt. Nehmen Sie sich wieder Zeit zum Essen und essen Sie möglichst selbst zubereitete abwechslungsreiche Kost mit vielen Vitaminen, Mineralien und anderen wertvollen Nährstoffen.

Von zentraler Bedeutung: die Ernährung

Probleme mit den Verdauungsorganen können in nicht wenigen Fällen durch achtsamere Essgewohnheiten vermieden oder korrigiert werden. Ein zentraler Punkt hierbei ist, wieder ein Gefühl dafür zu entwickeln, wann man genug gegessen hat. Konrad Adenauer, der deutsche Bundeskanzler der Nachkriegszeit, sagte, er höre immer dann mit dem Essen auf, wenn er noch nicht ganz satt sei. Daran können wir uns ein Beispiel nehmen, denn dank dieser Maxime wurde er, obwohl er zwei Weltkriege miterleben musste, über 90 Jahre alt und behielt bis zuletzt seine schlanke Figur.

Heutzutage sucht man nach verschiedenen Gründen, weshalb Menschen zu dick werden. Bei diesem Thema wird viel psychologisiert und von Frustessen, schützender Speckschicht und Essen aus Langeweile gesprochen.
Trotz all dieser Erklärungsversuche darf man sich fragen, weshalb auch immer mehr junge Menschen dazu neigen, übermäßig dick zu sein. Ein achtsamer Umgang damit, was und wie viel man sich in den Mund steckt, ist heute wichtiger denn je.

Wir muten unserem Magen und unserem Darm einiges zu. Kein Wunder, dass die Organe manchmal »sauer« reagieren. Die Ernährung wirkt sich nicht nur auf die Organfunktionen selbst, sondern auch auf unsere psychische Verfassung aus.

Mehr als nur Nahrungsverarbeitungsstätten

Die Verdauungsorgane, vor allem der Magen und der Darm, sind über die rein körperlichen Funktionen hinaus noch eng mit dem vegetativen Nervensystem verbunden. Sie bilden sowohl körperlich als auch seelisch einen wichtigen, komplexen Organismus in der Mitte des Körpers.
Nicht umsonst gibt es Redensarten, mit denen man, teils unbewusst, einen seelischen Zustand im Zusammenhang mit den Verdauungsorganen thematisiert, etwa: »Ich habe meine Mitte verloren«, »Mir ist eine Laus über die Leber gelaufen« oder »Da kommt mir die Galle hoch«. Wie so oft weisen diese Redensarten auf eine verborgene Wahrheit hin, denn das Verdauungssystem spiegelt nicht nur die körperliche, sondern auch die psychische Verfassung einer Person wider.
Unser Verdauungsapparat bildet zusammen mit dem Gehirn ein äußerst komplexes Informationssystem. Dabei werden wesentlich mehr Informationen vom Verdauungsapparat zum Gehirn gesandt als umgekehrt. Ein erstaunlicher Umstand, der in der Medizin noch nicht so lange bekannt ist und der dazu führte, dass man vom enterischen Nervensystem, dem kleinen Gehirn oder dem Bauchhirn zu sprechen begann.

Das »Bauchhirn« – riesiges Neuronennetzwerk

Magen- und Darmtrakt besitzen ein riesiges Netzwerk von Nervenzellen oder Neuronen. Sie werden auf 100 Millionen geschätzt und sind damit dem Rückenmark gleichgestellt, das eine ähnliche Anzahl von Neuronen enthält. Das sogenannte Bauchhirn ist also in der Lage, ganz allein auf von außen kommende Impulse zu reagieren. Wenn es sich um unangenehme Reize handelt, schlagen sie uns auf den Magen oder den Darm. Wir haben dann ein doppeltes Problem: zum einen eine schlecht funktionierende Verdauung, Magenkrämpfe und Bauchschmerzen und zum anderen eine angeschlagene seelische Verfassung.

Magen und Darm sind ebenso wie das Rückenmark und das Gehirn von unzähligen Nervenzellen durchzogen. Deshalb spricht man auch oft vom »Bauchhirn«.

Für eine starke Mitte

Das ist auch der Grund, weshalb ich Sie ermuntern möchte, frühzeitig zu versuchen, Ihren Verdauungsapparat gesund und funktionstüchtig zu erhalten. Damit tun Sie nämlich auch etwas für Ihre »Mitte«. Und mit einer starken Mitte können wir nicht mehr so leicht aus dem Lot und in eine emotionale Schieflage gebracht werden. Neben einer ausgewogenen und vernünftig zubereiteten Ernährung spielen hier besonders die Themen Reinigung und Entschlackung eine wichtige Rolle.

Bei den etwa 50 000 Chemikalien, die in den Haushalten im Gebrauch sind, und den 3000 Konservierungsstoffen, mit denen die Lebensmittelindustrie arbeitet, dürfen wir uns schon fragen, wie ein Körpersystem, das vorrangig sicherlich nicht als Müllverwertungsbetrieb oder Giftstoffdeponie angelegt ist, damit zurechtkommen soll. Dazu kommen noch die sich im Körper ansammelnden Stoffwechselprodukte, die durch eine ungesunde Ernährung, zu wenig Trinken und Medikamente entstehen und nicht mehr ausgeschieden werden können.

Bevor Sie mit der Kur beginnen

Bei jeder Art von Reinigung und Entschlackung ist es wichtig, einige wenige Punkte zu beachten:

- **Achten Sie darauf, während der Kur viel zu trinken. Ich empfehle, jede Stunde ein Glas Wasser oder Tee zu sich zu nehmen. Anders können die Giftstoffe nämlich nicht vollständig ausgeschieden werden. Zudem können sich Kopfschmerzen einstellen, und das allgemeine Wohlbefinden kann darunter leiden. Die Getränke sollten zumindest Zimmertemperatur haben, besser noch leicht angewärmt sein.**
- **Versuchen Sie nicht, in Zeiten von Stress und großer Anspannung zu entgiften, sondern wählen Sie einen Zeitpunkt, an dem Sie die notwendige Muße haben.**
- **Versuchen Sie nicht, alle schlechten Ernährungsgewohnheiten auf einmal aufzugeben. Es reicht vollkommen, wenn Sie sich auf eine Sache konzentrieren.**
- **Kaffee, Alkohol und Rauchen sollten während einer Entschlackungs- und Reinigungskur tabu sein.**

Sanften Methoden den Vorzug geben

Es ist jedoch sicherlich der falsche Weg, sich ständig zu entgiften und zu reinigen, wie es in einigen Büchern empfohlen wird. Erstens geht das gar nicht, weil wir einige Kilogramm an Bakterien beherbergen, von denen wir profitieren und die auf gar keinen Fall vernichtet werden dürfen, wenn wir gesund bleiben wollen. Und zweitens ist es ausgesprochen ungesund, sich auf zu radikale Entschlackungskuren einzulassen.

In meiner Praxis sah ich immerhin drei Patienten, bei denen nach einer solchen Radikalkur ein Karzinom ausgebrochen ist. Übermä-

Auch hier gilt: Die Dosis macht das Gift. Übertreiben Sie es also nicht mit Entgiftungs- und Reinigungskuren, sondern wählen Sie sanfte Entschlackungsmethoden.

ßig strenges Fasten löst im Körper Stress aus. In der Folge fährt das Immunsystem herunter, und so kann das unheilvolle Geschehen seinen Lauf nehmen. Ich will damit nicht behaupten, dass diese Menschen nie Krebs bekommen hätten oder dass Fasten grundsätzlich schädlich ist. Aber wie das Sprichwort schon sagt: Schlafende Hunde sollte man besser nicht wecken.

Reinigung und Kräftigung der Verdauungsorgane

Die Naturheilkunde kennt verschiedene Methoden, um die Verdauungsorgane zu reinigen und so zu kräftigen, dass sie ihre Aufgaben wieder gut erfüllen können. Das Trinken von Eichelkaffee oder aufgelöstem Zeolith-Pulver, das einige Wochen in Anspruch nimmt, habe ich Ihnen bereits ausführlich beschrieben (siehe S. 33ff. und 48ff.). Ich empfehle Ihnen nun einige Methoden, die nicht viel Zeit benötigen und daher schnell und einfach durchzuführen sind. Je nach Belastung oder Alter können Sie die vorgeschlagenen Entschlackungsbehandlungen entweder einmal im Jahr, am besten im Frühjahr, oder zweimal jährlich im Frühjahr und im Herbst durchführen.

Die besten Zeitpunkte, eine Entschlackungskur durchzuführen, sind Frühjahr und Herbst. Der Körper stellt sich in dieser Zeit ohnehin auf Veränderungen ein und ist besonders empfänglich für Reinigungsmaßnahmen.

Russische Reinigungskuren

Die folgenden beiden Rezepte zur Reinigung des Darms bzw. der Leber lernte ich von einer russischen Ärztin der Naturheilkunde kennen. Sie legte sehr viel Wert darauf, dass diese Reinigungskuren genau um sechs Uhr morgens begonnen werden. Das hängt zum einen mit dem Stoffwechsel des Verdauungstrakts zusammen. Zum anderen wird diesem Zeitpunkt in der russischen Heilkunde eine geradezu magische Kraft zugesprochen. Diese sehr wirksamen Kuren sind auf alle Fälle nichts für Langschläfer.

Darmreinigung mit Zitronen-Salz-Wasser

Stellen Sie Ihren Wecker auf 5:45 Uhr. Erwärmen Sie nach dem Aufstehen eineinhalb Liter Wasser auf Körpertemperatur (37 °C). Geben Sie den Saft einer Zitrone und eineinhalb Teelöffel Salz hinzu. Genau um sechs Uhr morgens trinken Sie im Sitzen langsam ein Glas dieser Mischung. Wiederholen Sie das alle fünf Minuten. Das ergibt etwa sechs Gläser. Zwischen jedem einzelnen Glas gehen Sie ein wenig hin und her.

Der erste Stuhlgang danach kann noch ein wenig hart sein. Der zweite Stuhlgang ist dann flüssiger, und der dritte besteht nur noch aus sauberem Wasser. Das bedeutet, dass Sie sich diesen Tag freihalten und zu Hause bleiben müssen, denn eine Toilette sollte immer in der Nähe sein. Wenn alles so verläuft, ist auch alles in Ordnung, und Sie brauchen keine weitere Reinigung vorzunehmen. Wenn das nicht der Fall ist, wiederholen Sie die Kur nach einer Woche noch einmal. Nehmen Sie einen Tag vor der Kur und auch währenddessen keine Milch, keinen Käse und kein Fleisch zu sich, sondern lediglich breiige Nahrung.

Salz zur Darmreinigung kommt auch bei anderen Methoden aus der europäischen Naturheilkunde zum Einsatz. So bereitet man beim Heilfasten beispielsweise den Darm mit Glaubersalz vor.

Leberreinigung mit Hagebuttensirup und Rosinen

Kochen Sie einen Liter Wasser mit 250 Milliliter Hagebuttensirup auf. Wenn das Wasser kocht, geben Sie eine Handvoll blaue Rosinen (Korinthen) hinein. Lassen Sie das Ganze fünf Minuten lang vor sich hin köcheln. Am Abend vor dem Schlafengehen trinken Sie ein Glas des angewärmten Trunks.

Der Stuhl ist am nächsten Morgen ziemlich schwarz. Diese Methode können Sie drei Tage lang hintereinander anwenden. Dadurch wird die Leber von Giftstoffen und Fetten gereinigt. Alle Zutaten für den Leberreinigungstrunk sind in der Apotheke bzw. in einem Kräuterhaus oder in einer Drogerie erhältlich.

Bauchmuskelkreisen für die Verdauungsorgane

Aus dem chinesischen Wissensschatz stammt folgende Qi-Gong-Übung, die ideal für die Verdauungsorgane ist. Sie regt die Produktion von Verdauungssäften an und trainiert den Darm, sodass auch Schlacken gelöst und ausgeschieden werden können. Gleichzeitig wirkt sie straffend auf die Bauchmuskeln und macht schlank.

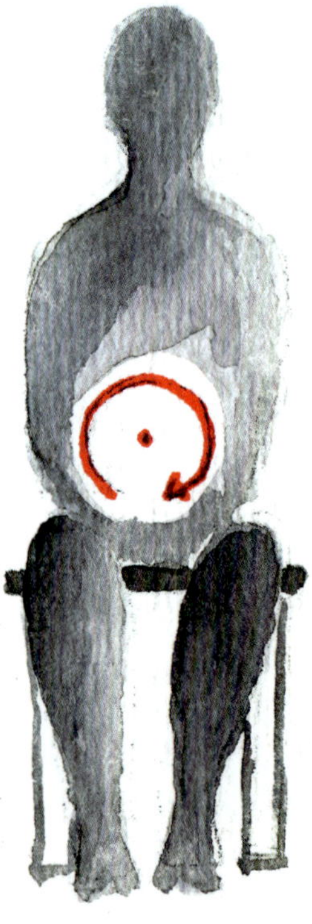

Die Qi-Gong-Übung des Bauchmuskelkreisens wirkt sich positiv auf die Verdauungsorgane aus und dient der Entschlackung.

1. Zyklus Setzen Sie sich gerade auf einen Stuhl und legen Sie die Hände auf die Knie. Dabei beugen Sie sich etwas nach vorn, sodass ein Hohlkreuz entsteht. Heben Sie die Fersen leicht an. In dieser Haltung ist

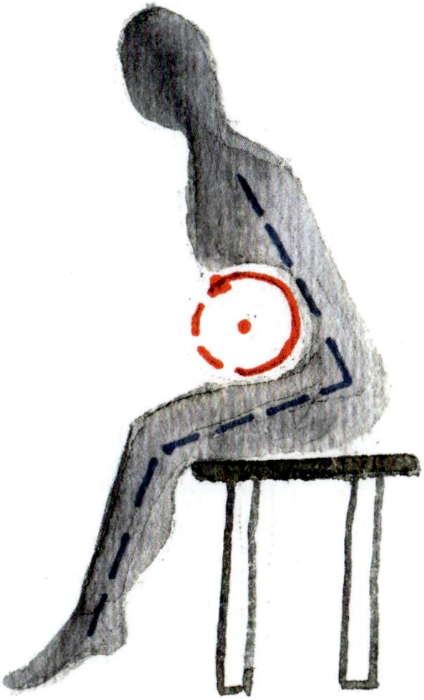

der Rücken gespannt und der Bauch entspannt. Beginnen Sie nun mit dem Kreisen der Bauchmuskeln. Beginnen Sie an einer Stelle, die etwa drei Fingerbreit unterhalb des Nabels liegt, und lassen Sie Ihre Bauchmuskeln achtmal im Uhrzeigersinn um den Nabel kreisen. Dann atmen Sie dreimal tief ein und aus, um sich zu entspannen. Beim Einatmen wölbt sich der Bauch nach vorn, beim Ausatmen entspannt er sich. Anschließend lassen Sie die Muskeln achtmal gegen den Uhrzeigersinn um den Nabel kreisen (siehe Abbildung S. 118).

Auch hier ist wieder Ihr Vorstellungsvermögen gefragt, da Sie zwar körperlich die Muskeln anspannen, sich die Bewegung dabei aber auch bildlich vorstellen müssen.

Die Übung ist gar nicht so einfach, wie sie sich zunächst anhört. Die meisten Menschen finden es anfangs schwierig, diese kaum benutzten Muskeln zu bewegen, und die ungewohnten Bewegungen verlangen ziemliche Konzentration.

2. Zyklus Konzentrieren Sie sich wieder auf die Stelle drei Fingerbreit unterhalb des Nabels. Bilden Sie jetzt acht Kreise, die wie eine senkrechte Scheibe zuerst im Uhrzeigersinn und dann gegen den Uhrzeigersinn verlaufen. Beginnen Sie wiederum unterhalb des Nabels und ziehen Sie die Kreise zuerst nach innen und oben in Richtung Wirbelsäule und dann nach vorn.

Achten Sie wie bei allen Qi-Gong-Übungen auf Ihre Haltung und führen Sie das Bauchmuskelkreisen langsam, konzentriert und achtsam aus.

Nach drei Atemzügen zur Entspannung ziehen Sie acht Kreise gegen den Uhrzeigersinn in die entgegengesetzte Richtung. Bei beiden Übungen verläuft ein Teil der Kreise außerhalb des Körpers (siehe Abbildung S. 119).

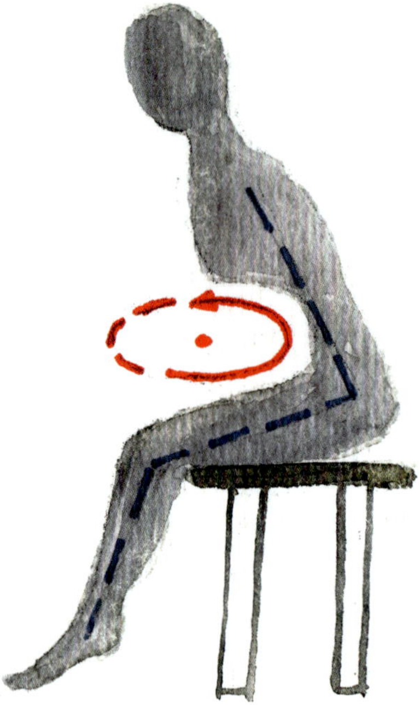

3. Zyklus Konzentrieren Sie sich anschließend wieder auf Ihren Unterbauch und den Nabel. Ziehen Sie nun acht Kreise, die wie eine waagerechte Scheibe von vorn nach hinten verlaufen. Beginnen Sie links vom Nabel; ziehen Sie den ersten Kreis außerhalb des Körpers und dann in den Körper hinein bis zur Wirbelsäule. Legen Sie eine Pause von drei Atemzügen ein und beginnen Sie dann, rechts vom Nabel acht Kreise gegen den Uhrzeigersinn zu ziehen. Zuerst verlaufen die Kreise außerhalb des Körpers und dann in den Körper hinein. Zum Schluss der Übung legen Sie beide Hände auf den Nabel, um ihn zu wärmen und die entstandene Energie zu sammeln (siehe Abbildung oben).

Nicht nur die Bauchmuskulatur wird mithilfe des Kreisens gekräftigt, sondern auch die des Unterleibs. Das bedeutet, dass sich Blasenschwäche und Inkontinenz verbessern und der Beckenboden trainiert wird. Üben Sie einmal täglich, das ist genug. Beobachten Sie dabei, wie sich das Gewebe allmählich wieder strafft.

Entspannung für den Bauchraum

Das Kreisen um den Nabel ist zunächst eine ganz ungewohnte Angelegenheit. Das liegt daran, dass wir diese Bauchmuskeln sehr selten benutzen. Deshalb entsteht nach dem ersten Üben auch häufig ein Muskelkater, der noch einige Tage lang spürbar ist. Einige meiner Patienten, die diese Übung ausführten, eilten nach den ersten Kreisbewegungen auf die Toilette, andere freuten sich, dass sich der Bauchbereich sehr entspannt anfühlte. Verstopfungen, Meteorismus (Blähbauch) und Magen-Darm-Beschwerden sprechen recht schnell auf das Muskelkreisen an.

Das tägliche Ausführen dieser Qi-Gong-Übung macht schlank und lässt das Bäuchlein recht schnell kleiner werden, da es Blähungen auflöst. Sie haben also mit dem Bauchmuskelkreisen eine sehr wirksame Übung zur Hand, die den gesamten Bauchraum entschlackt und den Beckenboden kräftigt.

Der Bauch ist sehr wichtig für unser körperliches und seelisches Wohlbefinden. Sind wir physisch oder psychisch aus der Balance geraten, haben wir »unsere Mitte verloren«.

Honigmassage auf russische Art

Eine andere Methode der Entgiftung und Reinigung, die dazu noch bei schmerzenden Gelenken hilft, ist eine spezielle Massage mit Honig. Honigmassagen sind in Russland als eine Art Allheilmittel für vielerlei Beschwerden bekannt. Am häufigsten werden sie bei Gelenkbeschwerden und schmerzhaften Entzündungen angewendet. Dabei wird Honig auf die schmerzenden Stellen gestrichen und dieser dann so lange einmassiert, bis er in die Haut eingezogen ist. Die-

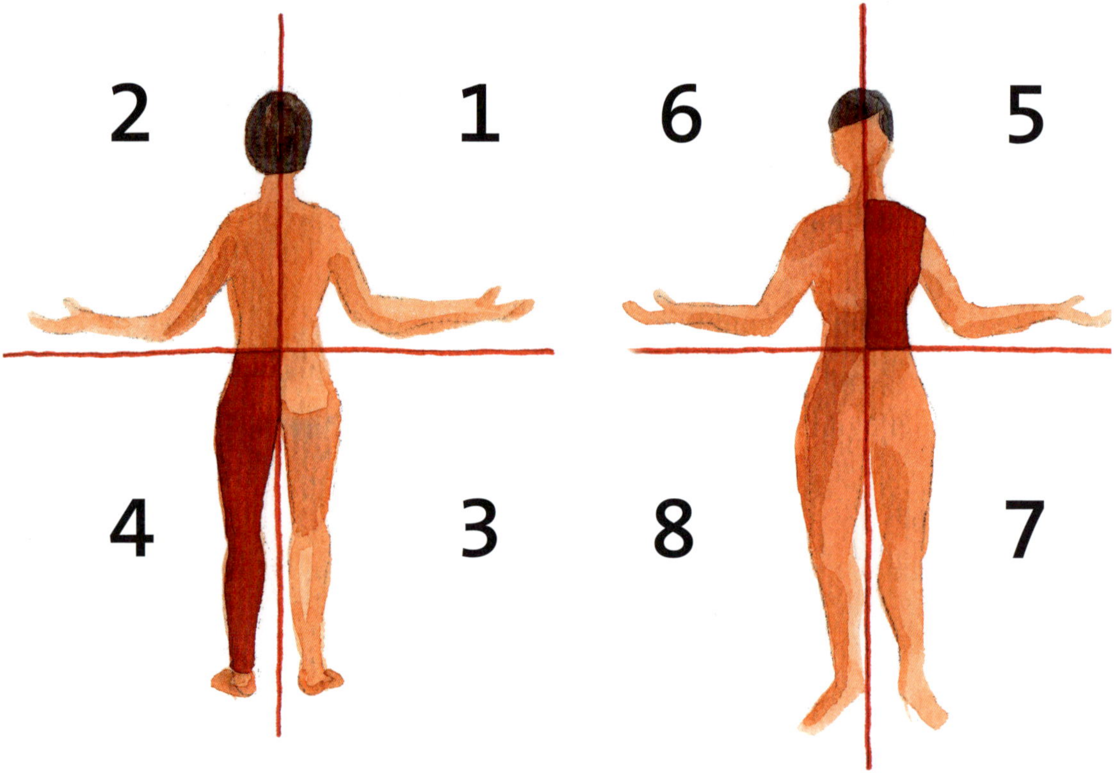

se Behandlung kann man leicht selbst durchführen und alle zwei bis drei Tage wiederholen – so lange, bis die Probleme und Beschwerden verschwunden sind.

Achten Sie darauf, ein Glas mit flüssigem Honig zu kaufen, den Sie im Wasserbad oder auf der Heizung erwärmen. Nicht jeder kann sich mit der Vorstellung dieser klebrigen Massage anfreunden, aber ein Versuch lohnt sich.

Heilmittel zur äußerlichen Anwendung

Honig als Heilmittel äußerlich anzuwenden hat mehrere Gründe. In ihm sind verschiedene Enzyme und Mineralstoffe enthalten, die so über die Haut aufgenommen werden können. Darüber hinaus enthält er antientzündliche und antimikrobielle Stoffe, die Bakterien und Viren neutralisieren. Deshalb wirkt er so gut bei entzündeten Gelenken oder infizierten Wunden. Ein weiterer Wirkstoff des Honigs, das Acetylcholin, das ebenfalls von der Haut aufgenommen wird, senkt den Blutdruck und schont damit das Herz.

Eine russische Ärztin beschrieb mir eine ganz spezielle Honigmassage, die eine wunderbare entgiftende und gleichzeitig verjüngende Wirkung hat. Man unterteilt dabei den Körper in insgesamt acht Bereiche (siehe Abbildungen S. 122), indem man sich zunächst eine Senkrechte durch die Körpermitte vom Scheitel zu den Füßen denkt. Die zweite gedachte Linie befindet sich auf Höhe der Taille und wird quer von rechts nach links gezogen. So erhält man je einen linken und einen rechten Abschnitt am Oberkörper sowie am Unterkörper samt unterer Extremitäten. Da jeder Abschnitt zudem aus einer Vorder- und einer Rückseite besteht, hat der Masseur viel zu tun. Am ersten Tag beginnt er, die Rückseite des rechten oberen Viertels mit Honig zu behandeln. Der Honig wird dünn aufgetragen und dann in die Haut eingeklopft.

Die vollständige Honigmassage können Sie im Gegensatz zu vielen anderen Massageanwendungen nicht allein durchführen. Hierfür brauchen Sie einen Partner, der bereit ist, Ihnen diesen Gefallen zu tun.

Achtung Es wird immer nur ein Bereich pro Tag bearbeitet. Die Massage beginnt am oberen Rückenbereich rechts. Es folgen der linke Rückenbereich sowie anschließend der rechte und der linke Rumpfbereich samt Bein. Das gleiche Schema wird danach an der vorderen Körperseite angewendet. Nach jeder Massage bleibt der Patient noch eine Weile liegen, um die Wirkung zu verstärken. Danach kann er sich mit warmem Wasser leicht abduschen, allerdings bitte ohne Seife und ohne Duschgel. Wer einen willigen Masseur gefunden hat, kann sich so über eine Woche lang an der verjüngenden Wirkung der Massage erfreuen.

Nicht immer nebenwirkungsfrei

Bitte beachten Sie unbedingt, dass die Honigmassage nicht für Menschen mit besonders empfindlicher Haut sowie Unverträglichkeiten oder sogar Allergien gegen Honig und andere Naturstoffe geeignet ist! Selbst biologische Naturprodukte sind nicht immer absolut nebenwirkungsfrei.

Ich erlebte das bei einer jungen Patientin, die sich in einem Schönheitssalon ein Honigpeeling machen ließ und danach wochenlang von einem Ekzem im Augenbereich geplagt wurde. Eine andere Frau ließ sich »einsalzen« – dabei wurde der ganze Körper mit Öl und grobem Salz massiert, um die Haut zu straffen. Sie dachte nicht daran, dass sie schwache Nieren hatte und sich aus diesem Grund salzarm ernähren sollte. Als sie mich anschließend aufsuchte, war ihr Gesicht aufgequollen und der ganze Körper ödematisch, d. h. von Wassereinlagerungen durchzogen. Es dauerte einige Wochen, bis sie sich von dieser kontraproduktiven Naturbehandlung erholt hatte.

Stellen Sie vor der Durchführung der Honigmassage sicher, dass Sie darauf nicht allergisch reagieren. Honig ist ein Naturprodukt, dennoch können allergische Reaktionen nicht ausgeschlossen werden.

Zellverjüngung der Haut

Nur wenige wissen, dass die menschliche Haut die drei Hormone Östrogen, Gestagen und Testosteron selbst herstellen kann. Daher wundern sich manche, dass ein aufmerksamer Endokrinologe aus dem Gesicht einer Frau Informationen über den Zustand ihrer Hormone und Knochen herauslesen kann. Nutzen Sie daher die folgen-

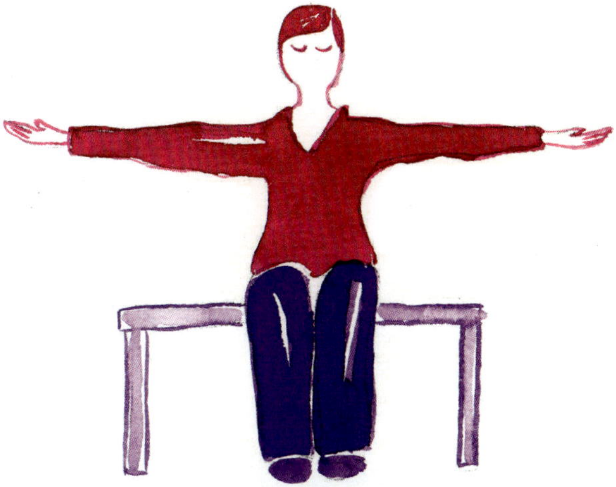

Mit dieser Übung aus der russischen Heilkunde führen Sie der Haut Ihres Gesichts und des gesamten Körpers Energie zu und sorgen so für eine Zellverjüngung.

de Methode, mit der sich die Gesichts- und Körperhaut durch das Zuführen von Energie verjüngen lässt. Sie wird von russischen Heilern empfohlen.

Setzen Sie sich aufrecht hin und entspannen Sie sich, indem Sie mit geschlossenen Augen mindestens drei ganz bewusste und ruhige Atemzüge machen. Strecken Sie dann beide Arme seitlich waagerecht aus, die Handflächen zeigen dabei nach oben (siehe Abbildung oben).

Stellen Sie sich nun vor, dass Sie mit der linken Hand kosmische Energie aufnehmen, die quer durch den Körper zu Ihrer rechten Hand hinüberfließt. Tun Sie das drei Atemzüge lang. Dann kreisen Sie mit der rechten Handfläche langsam und im Uhrzeigersinn über das Gesicht. Die linke Hand bleibt dabei ausgestreckt und nimmt Energie auf (siehe Abbildung S. 126).

Sie brauchen das Gesicht nicht zu berühren. Halten Sie die Hand so weit entfernt, dass Sie die Wärme der Handfläche auf der Haut spüren können, also etwa drei bis vier Zentimeter. Ich habe die Erfah-

Da die Übung eine starke Wirkung hat, sollten Sie zunächst mit lediglich drei Umkreisungen beginnen. Mit der Zeit können Sie die Anzahl der Umkreisungen auf sechs erhöhen.

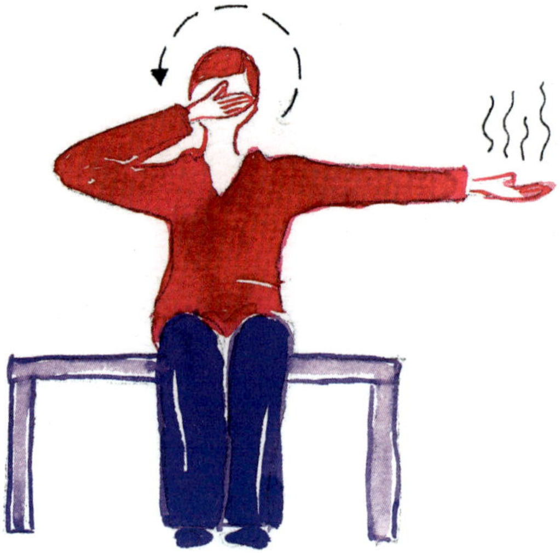

rung gemacht, dass es auch möglich ist, ein Zuviel an kosmischer Energie aufzunehmen. Danach fühlt man einen leichten Anstieg des Blutdrucks und ein Unwohlsein, wenn sich die Energie im Kopf staut. Daher empfehle ich Ihnen, zunächst mit drei Umkreisungen zu beginnen. Sie können sich dann später auf bis zu sechs Kreise steigern.

Nicht übertreiben

Ich selbst praktiziere die Übung mit höchstens sechs Umkreisungen. Sie können die Wirkung verstärken, indem Sie zum Abschluss der Gesichtsbehandlung je dreimal mit der rechten Hand beide Seiten des Nackens von oben nach unten abstreichen. Erstens wird dadurch überschüssige Energie nach unten in den Körper abgeleitet, der Kopf wird entlastet. Zweitens liegt im Nacken in der Nähe des siebten Halswirbels der sogenannte Lymphsumpf, in dem sich die Energien zwischen Kopf und Körper stauen. Diesen Lymphstau kann man bei vielen Menschen beobachten. Das Genick wirkt dann geschwollen oder scheint einen kleinen Buckel zu haben. Durch die ableitenden Bewegungen wird auch dieses Gebiet entlastet. Und drittens spielt die Halswirbelsäule im vegetativen Geschehen eine große Rolle. Blockierte Halswirbel können Probleme bereiten und z.B. den Schlaf, den Blutdruck und andere vegetative Funktionen beeinträchtigen. Durch das Abstreichen, das ich ebenfalls im Abstand von etwa drei Zentimetern ausführe, werden die Stauungen um blockierte Wirbel gelindert.

Sie können nicht nur das Gesicht, sondern den ganzen Körper mithilfe dieser Übung behandeln. Gehen Sie je dreimal in einer kreisenden Bewegung über Brust, Bauch und Beine und spüren Sie die leichte Wärme auf der Haut. Wenn Sie diese russische Verjüngungsmethode auf diese Art und Weise abschließen, stellt sich nach ein paar Minuten ein Wohlgefühl am ganzen Körper ein. Das Gesicht und die Haut des ganzen Körpers erwärmen sich und beginnen zu prickeln. Das alles können Sie schon unmittelbar nach der ersten Anwendung verspüren.

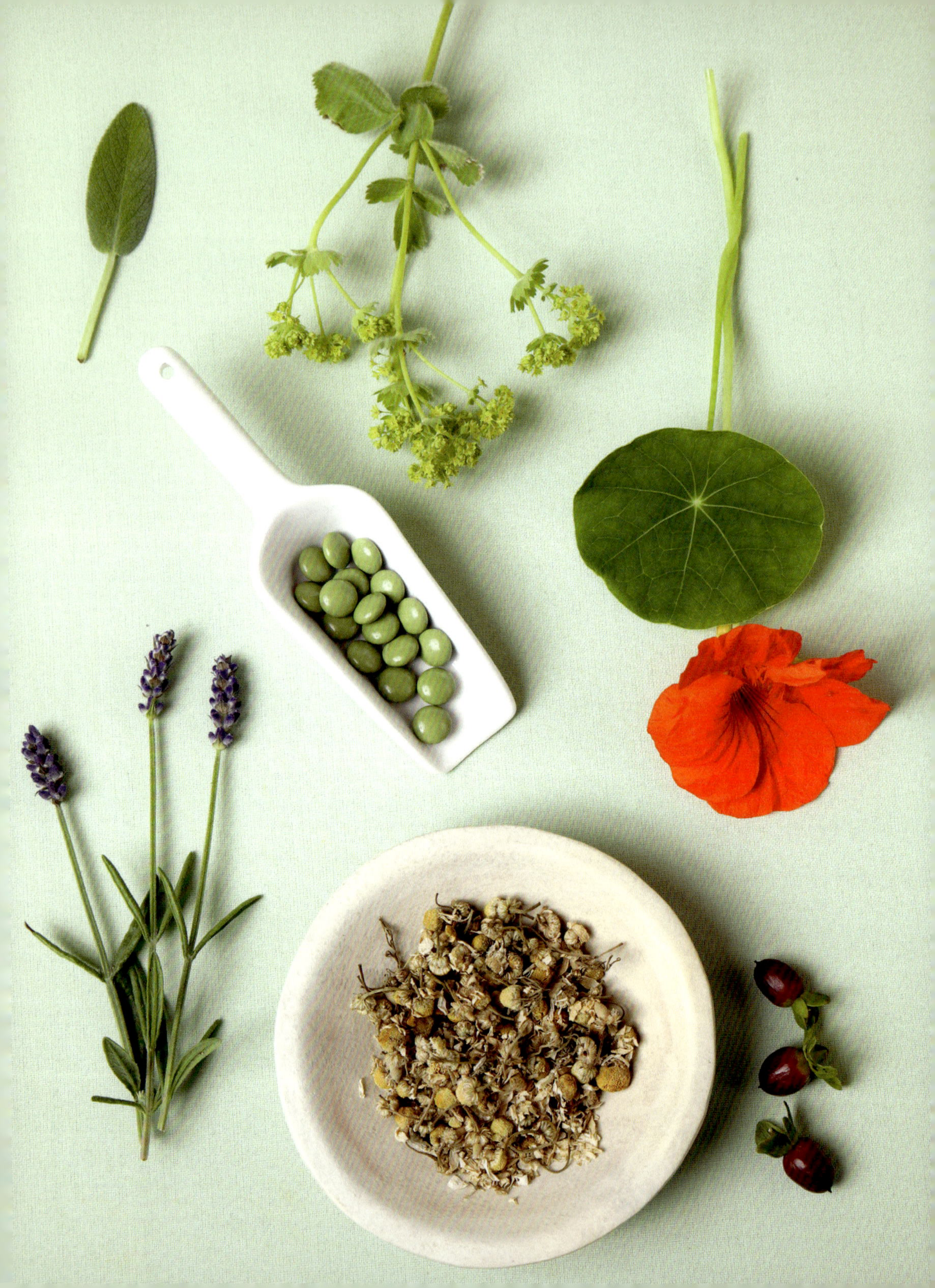

Für Körper, Geist und Seele

Rezepte von A bis Z

Abschließend habe ich Ihnen anhand einer alphabetisch geordneten Liste gängiger Beschwerden wirksame Rezepte aus der traditionellen Heilkunde zusammengestellt. Enthalten sind vorbeugende und heilende Maßnahmen von A wie Allergien bis Z wie Zahnfleischentzündung. Bei Behandlungen, die im Buch bereits ausführlich beschrieben worden sind, finden Sie einen Seitenverweis auf den entsprechenden Text. Ansonsten werden die Anwendungen genauer erläutert.

Die meisten der in den Rezepten beschriebenen Zutaten sind in der Apotheke oder auch in gut sortierten Kräuterhandlungen erhältlich. In manchen Fällen können Sie die Zutaten auch selbst ernten. Zu bestimmten Mitteln wie Colostrum, Eichelkaffee oder Zeolith empfehle ich Ihnen ab Seite 141 verschiedene Bezugsquellen.

Colostrum ist ein sehr wirkungsvolles und altbewährtes Naturheilmittel. Es hilft bei Allergien und den verschiedensten Hautproblemen und gilt als Geheimtipp zur Verjüngung.

A

Allergien Colostrum, die erste Milch von Kühen, einnehmen. Sie enthält viele Stoffe, die die Widerstandskraft erhöhen und das Immunsystem stärken. Die wichtigsten Inhaltsstoffe sind Vitamine, Immunglobuline und Aminosäuren. Am besten in flüssiger Form einen Esslöffel morgens auf nüchternen Magen einnehmen.

Appetitlosigkeit und Schwäche Bei diesen Beschwerden empfiehlt es sich, Eichelkaffee zu trinken (siehe S. 33ff.).

Aufstoßen Eine Kräutermischung aus je einem Esslöffel Anis, Fenchel und Kümmel zusammenstellen. Einen Teelöffel davon mit einem viertel Liter Wasser aufbrühen und zehn Minuten ziehen lassen. Den Tee schluckweise trinken. Diese drei Kräuter helfen dabei, die geschluckte Luft wieder loszuwerden. Sie sind auch bei schmerzhaften Blähungen hilfreich. Auch Eichelkaffee (siehe S. 33ff.) und ein Zeolith-Trunk (siehe S. 48ff.) helfen hier.

Eichelkaffee ist der »Allrounder« unter den Naturheilmitteln. Er hilft bei allgemeiner Schwäche sowie bei fast allen Magen- und Darmproblemen.

Augenleiden Stellen Sie sich eine Teemischung aus 25 Gramm Euphrasia, 15 Gramm Kamille und zehn Gramm Fenchel zusammen. Einen Teelöffel davon übergießen Sie mit einem viertel Liter kochendem Wasser und fügen eine Prise Kochsalz hinzu. Lassen Sie den Tee zehn Minuten lang ziehen, dann können Sie ihn trinken und auch für eine Augenkompresse verwenden. Für die Kompresse nehmen Sie zwei Wattebäuschchen, tauchen diese in den Tee, pressen sie aus und legen sie auf die geschlossenen Augen. Achtung: Zuerst etwas abkühlen lassen und dann lauwarm auflegen! Die hier vorgeschlagenen Heilmittel sind ebenso wirksam bei Bindehautentzündung und Gerstenkorn. Vor allem Euphrasia ist sowohl innerlich als Tee als auch äußerlich angewendet eines der wirksamsten Kräuter bei allen Beschwerden der Augen.

B

Bauchschmerzen Bauchmassage mit Lavendel- oder Kamillenöl (siehe Blähungen).

Blähungen Hier wirkt eine Bauchmassage mit Lavendelöl. Verreiben Sie einige Tropfen Lavendelöl zwischen den Handflächen und massieren Sie damit den Unterbauch. Am besten folgen Sie dabei dem

Verlauf des Darms. Massieren Sie von der rechten Leiste nach oben bis zur Taille und dann quer bis zur linken Seite und hinunter zur linken Leiste in einem großen Kreis. So folgen Sie dem aufsteigenden, dem quer- und dem absteigenden Ast des Dickdarms. Wirkt auch gut bei Verstopfung und hat eine beruhigende Wirkung. Anis-Fenchel-Kümmel-Tee (siehe Aufstoßen) trinken.

Blasenreizung Nehmen Sie zwei Handvoll getrockneten Schachtelhalm und lassen Sie das Kraut in einem großen Topf mit kaltem Wasser über Nacht ziehen. Am nächsten Tag einmal aufkochen und in einen Metalleimer gießen. Setzen Sie sich mit bloßem Unterkörper auf den Eimer. Die heilenden, warmen Dämpfe sorgen bald für Besserung. Die Anwendung einmal täglich wiederholen, bis die Blasenschmerzen verschwunden sind. Schachtelhalm erhalten Sie im Kräuterhaus und in der Apotheke oder Sie sammeln ihn selbst am Wegesrand oder auf Wiesen.

Blutarmut Eisenspäne in Weißwein geben und täglich morgens und abends einen Esslöffel Wein einnehmen (siehe S. 54). Eisenspäne erhalten Sie beim Schlosser.

Atemübungen helfen uns auch dabei, unser seelisches Gleichgewicht wiederzufinden. In der Konzentration auf den Atem konzentrieren wir uns ganz auf uns selbst.

D

Depressive Verstimmungen Hier hilft eine Atemübung aus China. Konzentrieren Sie sich dabei auf Kopf und Brustkorb – die beiden Körperzonen fühlen sich bei einer melancholischen Stimmung oder depressiven Verstimmung meist so an, als ob sie von einem grauen Nebel verschleiert wären. Ziehen Sie diesen Nebel ganz bewusst beim Ausatmen aus Kopf und Brust heraus. Stellen Sie sich dabei möglichst bildlich vor, wie der Nebel den Körper verlässt. Beim Einatmen imaginieren Sie ein orangegelbes Licht, das Sie in Ihre Lunge lenken. In der chinesischen Medizin ist die Lunge das Organ, das

Traurigkeit und Melancholie speichert. Füllen Sie Ihre Lunge so lange mit dem orangefarbenen Licht, bis sie damit gesättigt ist. Die Farbe Orange lindert depressive Verstimmungen und baut gleichzeitig das Gewebe der Lunge auf. Wenn Sie schon einige Male im Liegen geübt haben, sind Sie in der Lage, die Anwendung auch im Sitzen oder im Gehen auszuführen. Nach einigen Wochen werden Sie wieder genug psychischen Freiraum haben, um sich mit Ihrem Leben zu versöhnen und Impulse für Ihre geistige Entwicklung zu setzen. Bei Depressionen sollten Sie außerdem einen Arzt aufsuchen.

Chinawein – eine Mischung aus Chinarinde, Eisentropfen, Wein, Honig und Zucker – hat sich bei Erschöpfung und Schwäche bewährt.

E

Entgiftungsprogramme Qi Gong zur Entgiftung (siehe S. 64ff.). Zeolith-Klinoptilolith (siehe S. 48ff.).

Erschöpfung Morgens und abends einen Esslöffel Chinawein (siehe S. 55) einnehmen.

F

Füße Bei trockenen und rissigen Füßen hilft es, 100 Milliliter Mandelöl und einen Esslöffel Honig zu erwärmen. Tragen Sie diese Mischung dann auf die Füße auf und lassen Sie sie über Nacht einwirken. Socken nicht vergessen.

G

Gelenkschmerzen Schmerzende Gelenke mit Honig (siehe S. 121ff.) oder Wintergrünöl massieren.

Gesichtsverjüngung Russische Gesichtsmassage (siehe S. 124ff.) oder mit flüssigem Colostrum abtupfen.

H

Halsentzündung Eine Handvoll Salbeiblätter und eine halbe Handvoll zerstoßene Eichenrinde in einen Topf geben, mit einem Liter Wasser übergießen, aufkochen und über Nacht stehen lassen. Die erkaltete Flüssigkeit abseihen und in eine Flasche füllen. Zwei- bis dreimal täglich gurgeln und spülen, bis die Entzündung abgeklungen ist.

Hände, rissige 100 Milliliter Mandelöl mit einem Esslöffel Honig leicht erwärmen, auf die Hände streichen, über Nacht einwirken lassen und dabei Baumwollhandschuhe tragen. Vor jeder neuen Anwendung wieder erwärmen.

Hautausschläge/Ekzeme Das Stiefmütterchen ist sehr wirksam bei allen Hautproblemen. Gemeint ist das Acker-Stiefmütterchen *(Viola arvensis)*, nicht das Gartenstiefmütterchen *(Viola tricolor)!* Einen Stiefmütterchentee bereiten Sie zu, indem Sie einen gehäuften Teelöffel der Blüten mit einem halben Liter heißem Wasser übergießen. Trinken Sie zwei Monate lang täglich zwei bis drei Tassen davon, denn alle Hautprobleme sind langwierig.

Salbei ist ein uraltes Hausmittel bei allen Beschwerden, die mit den Atemwegen zusammenhängen, etwa bei Halsentzündungen, Heiserkeit oder Husten.

Hautprobleme: fahle, schuppige Haut Ein- bis dreimal pro Woche mit einer weichen Bürste den Körper abbürsten. Man beginnt am rechten Fuß und bürstet das ganze Bein, den Rumpf, die Brust und den rechten Arm. Dann die gleiche Behandlung auf der linken Seite durchführen. Zum Schluss den Nacken in Richtung Schlüsselbein bürsten, damit die gestaute Lymphe abfließen kann.

Hautprobleme: trockene, schlaffe oder gereizte Gesichtshaut Geben Sie etwas flüssiges Colostrum auf einen Wattebausch und betupfen Sie damit das Gesicht. Tun Sie dies dreimal im Abstand von etwa zehn Minuten. Sie werden sehen: Die Haut wird augenblicklich frisch und glatt.

Heiserkeit, überbeanspruchte Stimme *Arum triphyllum* (Aronstab) als D3-Globuli oder D3-Tropfen in der Apotheke kaufen. Keinesfalls die Pflanze selbst verwenden, sie ist giftig! Geben Sie fünf Globuli oder fünf Tropfen von *Arum triphyllum* in ein Glas lauwarmes Wasser und gurgeln Sie morgens und abends damit.

I

Die russische Honigmassage hilft der Abwehr auf die Sprünge, ist eine wirksame Methode zur Entgiftung und Reinigung und lindert darüber hinaus Gelenkschmerzen.

Immunsystem Russische Honigmassage (siehe S. 121ff.). Vitamin D stärkt das Immunsystem und schützt vor Infekten. Es kontrolliert Entzündungsherde, senkt den Blutdruck, verbessert die Funktion des Herzmuskels und den Fettstoffwechsel, stärkt Knochen und Muskeln, verringert das Risiko, an Krebs zu erkranken, und schützt die Nervenzellen. Als Tabletten oder Öl in der Apotheke erhältlich. Achtung: Das Öl verfärbt die Zähne braun.

Infekte Besorgen Sie sich ein Fläschchen Propolistinktur. Propolis ist eine von Bienen hergestellte harzartige Masse. Geben Sie zweimal täglich zehn Tropfen davon auf ein Stück Brot. Schmeckt nicht besonders gut, hilft aber gegen Infekte.

Ischiasbeschwerden/Hexenschuss Lassen Sie 100 Gramm echtes Bienenwachs langsam auf der Heizung schmelzen und anschließend etwas abkühlen. Zur Not können Sie dafür auch eine Bienenwachskerze verwenden. Streichen Sie das flüssige, warme, aber nicht zu heiße (!) Wachs mit einem Pinsel auf die schmerzende Körperstelle. Ziehen Sie eine fest sitzende Baumwollunterhose darüber, das Wachs bleibt so körperwarm auf der Haut fixiert. Erneuern Sie die Bienenwachsauflage fünf Tage hintereinander einmal täglich mit neuem Wachs. Das gebrauchte Wachs wird entsorgt. Durch die Wärme und die Honiganteile werden die Schmerzen aus dem Körper herausgezogen.

K

Knochen und Knorpel Drei bis vier Wochen einmal täglich eine gute Knochensülze essen. Wirkt oft Wunder.

Konzentrationsschwäche, unklare Gedanken, Zerstreutheit Fettes Lorbeeröl aus der Apotheke besorgen. Bitte nehmen Sie auf keinen Fall ätherisches Lorbeeröl, denn es erzeugt intensive Hautreizungen! Wenn Sie die Stirn damit leicht einreiben, klären sich die Gedanken. Lorbeeröl hat eine erfrischende Wirkung auf den Geist.

Kraftverlust Aus Stängeln der Pflanzengattung *Artemisia,* zu der Beifuß und Wermut zählen, bindet man einen Gürtel und trägt ihn drei Tage und drei Nächte lang um die Taille. Anschließend den Artemisia-Gürtel in ein Feuer werfen und sich dabei vorstellen, dass mit der Pflanze auch die Schwäche im Feuer verbrennt. Da die trockene Pflanze ziemlich kratzig ist, sollten Sie sie am besten mit einem Stoffstreifen umhüllen. Das Rezept aus der europäischen Volksmedizin wirkt nur, wenn man sich *Artemisia* – die Pflanze wächst im Sommer wild am Wegesrand – selbst pflückt. Oder morgens und abends einen Esslöffel Chinawein (siehe S. 55) einnehmen.

Kummer und Sorgen Eine etwas rabiate Anwendung hierzu stammt aus Russland. Klatschen Sie sich am ganzen Körper mit Birkenzweigen ab. Am besten wirkt es, wenn der Körper nach der Sauna oder einem warmen Bad erwärmt ist. Seien Sie kein Masochist, es genügt, leicht zu schlagen. Nur am Rücken dürfen es etwas heftigere Schläge sein.

Propolis, auch unter der Bezeichnung »Bienenharz« bekannt, wirkt wie ein natürliches Antibiotikum, macht aber nicht nur Bakterien, sondern auch Viren und Pilzen den Garaus.

L

Leberreinigung Russische Leberreinigung mit Hagebuttensirup und Rosinen (siehe S. 117f.).

Lymphmassage Bürsten Sie den ganzen Körper mit ruhigen kreisförmigen Bewegungen ab. Beginnen Sie am linken Bein, dann folgen das rechte Bein, die linke und die rechte Rumpfseite, der linke und der rechte Arm. Zum Schluss bürsten Sie den Nacken kreisförmig aus. Auf der linken Seite wird deshalb begonnen, weil diese leichte Massage die Lymphe zum Milchbrustgang (Ductus thoracicus) hinführen soll, der auf der linken Körperseite unterhalb des Schlüsselbeins liegt. Wirkt anregend, erfrischt und entfernt abgestorbene Hautschüppchen.

M

Ein Trunk aus Zeolith-Klinoptilolith hilft bei Krampfadern sowie bei Verdauungsproblemen und er unterstützt die Entgiftung des Körpers.

Magenprobleme, Sodbrennen, Gastritis Mindestens 40 Tage lang zweimal täglich einen Zeolith-Trunk (siehe S. 48ff.) mit warmem Wasser trinken.

Magenschwäche Eichelkaffee (siehe S. 33ff.) in unbegrenzter Menge.

N

Nagelpilz Ozoniertes Olivenöl aus der Apotheke so lange in den Kühlschrank legen, bis es eine gelartige Konsistenz hat. Am Abend auf die Nägel streichen, mit Folie abdecken und Socken bzw. Handschuhe darüber ziehen. Diese Prozedur muss monatelang wiederholt werden, bis der Pilz verschwunden ist.

Nervenschwäche Hier helfen Vitamin B12 und Vitamin-B-Komplex als Kapseln oder Tabletten aus der Apotheke.

Nierenreizung, Nierensteine Zwei Handvoll getrockneten Schachtelhalm in kaltes Wasser legen, zehn Minuten kochen lassen und ins Badewasser geben. Dazu zwei Birkenkapseln mit einer Tasse Bärentraubenblättertee zu sich nehmen. Badedauer: 20 Minuten.

O

Oberbauchbeschwerden Je zehn Milliliter Lavendel- und Fenchelöl mischen und den Oberbauch damit massieren. Anschließend den Bauchbereich mit einem Tuch warm halten.

R

Rheumatische Beschwerden Einreibungen mit Honig (siehe S. 121ff.) oder Wintergrünöl.

S

Schlaflosigkeit Reiben Sie sich vor dem Schlafengehen Bauch und Brust mit Lavendelöl ein. Ziehen Sie sich danach schnell ein Baumwollnachthemd an und legen Sie sich ins warme Bett. So kann sich das ätherische Öl verbreiten. Tragen Sie bei dieser Anwendung keine Synthetikwäsche, denn sie wird durch Öle unbrauchbar. Auch Johanniskrauttee hilft Ihnen, gut zu schlafen. Johanniskrauttee können Sie als Teebeutel in der Apotheke kaufen. Übergießen Sie zwei Beutel mit 750 Milliliter kochendem Wasser und lassen Sie das Ganze zehn Minuten lang ziehen. Trinken Sie jeden Abend zwei Tassen davon. Auch die folgende beruhigende Atemübung ist hilfreich: Wir atmen nicht nur durch die Nase, sondern nehmen auch durch unsere Haut Sauerstoff auf. Stellen Sie sich deshalb beim Einschlafen vor, dass die Luft über die gesamte Hautoberfläche und alle Poren in Sie einströmt. Die Wirkung tritt beinahe sofort ein; als Erstes entspannen sich Schultern, Nacken und Brustkorb. Sie werden spüren, dass sich auch der restliche Körper ganz weit und leicht anfühlt. Im Handumdrehen sind Sie eingeschlafen, ohne es zu merken.

Johanniskraut, ein altbewährtes Heilmittel aus der europäischen Naturheilkunde, wirkt depressiven Verstimmungen entgegen, lässt Sie wieder gut schlafen und entspannt die Muskulatur der Wirbelsäule und der Gelenke.

Schmerzen, allgemein Massage mit Johanniskraut- oder Mohnöl (siehe S. 81ff. und 85ff.).

Schwäche Eichelkaffee (siehe S. 33ff.) oder Chinawein (siehe S. 55) trinken.

Sommersprossen, Altersflecken Abends ein Blatt der Hauswurz ausdrücken und die Stellen damit betupfen. Morgens wieder abwaschen. Die Hauswurz ist ein Dickblattgewächs, das in besonnten, steinigen Gebieten gedeiht. Auch einige Gartencenter bieten die Pflanze an.

Stress Chinesische Ohrmassage (siehe S. 67ff.).

Die chinesische Ohrmassage hilft nicht nur bei Stress, sie verleiht auch dem ganzen Körper wieder neue Kraft und Energie.

T

Taubheitsgefühle Massieren Sie die betroffenen Körperteile täglich ein- bis zweimal mit Johanniskrautöl. Verwenden Sie wenig Öl und massieren Sie es sorgfältig ein.

U

Unruhe Eine Kalziumsprudeltablette (1000 Milligramm) in einem Glas Wasser auflösen und langsam trinken. Kalzium ist ein Elektrolyt und beruhigt das Herz. Anschließend eine Sprudeltablette mit B-Vitaminen auflösen und trinken.

V

Varizen (Krampfadern) Trinken Sie täglich zwei Tassen Schafgarbentee, in den Sie zehn Tropfen Aesculus D3 hineingeben. Zusätzlich empfehle ich Ihnen, zweimal täglich einen Zeolith-Trunk (siehe S. 48ff.) zu sich zu nehmen.

Verdauungsprobleme Eichelkaffee (siehe S. 33ff.) trinken.
Verstopfung Bauchmassage mit Lavendelöl (siehe Blähungen).

W

Warzen Bei manchen Warzen wirkt am besten der Saft des Schöllkrauts. Es ist von Frühjahr bis Herbst vor allem an Mauern und Heckenrändern zu finden. Brechen Sie einen Stängel ab und lassen Sie den heraustretenden gelben Saft auf die Warze tropfen. Vorsicht, der Saft macht gelbe Flecken auf Haut und Kleidung, die sich braun einfärben. Nach altem Volksglauben die Warze bei abnehmendem Mond im Freien bestreichen, sodass das Mondlicht darauf scheint. Achtung: Schöllkraut ist giftig, kommen Sie daher nicht auf die Idee, einen netten Salat oder Tee daraus zuzubereiten! Sie können die Warze auch täglich mit weißer Schulkreide oder Thuja-Urtinktur einreiben, bis sie verschwunden ist. Außerdem reagieren Warzen erstaunlich gut auf Sprüche wie z. B.: »Warze, Warze, weiche und flieg auf eine Leiche« oder: »Meine Abwehr ist in Schuss und macht mit der Warze Schluss«. Nicht wundern, aber diese Form der Suggestion funktioniert in vielen Fällen.

Der Saft des Schöllkrauts hat sich zur Behandlung von Warzen bewährt. Doch Achtung: Die Pflanze ist giftig und daher nur zur äußerlichen Anwendung geeignet!

Z

Zahnfleischentzündung Ein paar Tropfen Propolistinktur kurz im Mund behalten und dann ausspucken. Besser noch mit dem Finger oder einem Wattestäbchen die entzündete Stelle einreiben. Propolistinktur schmeckt sehr streng und scharf. Sie enthält antientzündliche Stoffe, verfärbt aber die Zähne und die Zunge bräunlich. Alternativ können Sie auch mit einer Mischung aus Salbeiblättern und Eichenrinde gurgeln (siehe Halsentzündung).

Literaturempfehlungen

Anti-Aging News 2012/ 2013/ 2014

Bahr, Frank et al.: *Das große Buch der klassischen Akupunktur.* München 2007

Hackl, Monnica: *Das Geheimnis der Heilung mit innerem Qi Gong.* München 2013

Hackl, Monnica: *Hui Chun Gong – Die Verjüngungsübungen der chinesischen Kaiser.* München 2012

Hackl, Monnica: *Immunschutz für die Seele – Die wirkungsvollsten Techniken gegen negative Energien und psychische Angriffe.* München 2013

Hackl, Monnica: *Schamanische Heilung – Therapie an der Wurzel von Krankheit und Trauma.* München 2012

Kucklinski, Bodo: *Das HWS-Trauma.* Bielefeld 2009

Kucklinski, Bodo und Schemionek, Anja: *Schwachstelle Genick.* Bielefeld 2007

Liu, Han Wen: *Chan Mi Gong – Basisübung.* Beijing 1988

Liu, Han Wen: *Chan Mi Gong – Chinese Meditation for Health.* Kuala Lumpur 1992

Liu, Han Wen: *Chan Mi Gong – Huigong.* Beijing 1988

McKenzie, Robin: *Die Selbstbehandlung für den Nacken.* Zürich 1986

Messegue, Maurice: *Das Messegue-Heilkräuter-Lexikon.* Wien/München/Zürich 1976

Pahlow, Manfried: *Das große Buch der Heilpflanzen – Gesund durch die Heilkräfte der Natur.* München 1979

»Rekordleiden – Rückenschmerzen sind die Last Nr. 1«, *Süddeutsche Zeitung* 70/2014

Rupprecht, Margret: »Erstens Lymphe, zweitens Leber, drittens Nieren, Darm und Haut«, *Naturheilpraxis* 1/2014

Tan, Richard The-Fu: *Die Balancemethode und Dr. Tan's Strategie der Zwölf Magischen Punkte*. San Diego/Berlin 2003

Tan, Richard The-Fu: »Dr. Tan's klinische Erfahrungen zur unmittelbar wirksamen Akupunkturbehandlung«, *Klinisches Handbuch 1*. San Diego/Berlin 2003

Tan, Richard The-Fu: *Klinisches Handbuch 2*. San Diego/ Berlin 2003

Triebig, Ilse und Schwelz, W. Ingomar: *Der Stein des Lebens*. Klagenfurt o.J.

Yingqing, Zhang: *ECIWO – Biology and Medicine*. Beijing 1987

Zuther, Svenja: *Die Sprache der Pflanzenwelt*. Aarau/München 2010

Zwierlein, Konrad A.: *Der deutsche Eichbaum und seine Heilkraft*. Regensburg 1987

Bezugsquellen

Eichelkaffee, Heilkräuter und vieles andere

Kräuterparadies Lindig seit 1887
Blumenstr. 15
80331 München
Tel.: 0049-(0)89-265726
www.phytofit.de

Flüssiges Colostrum

Asprovita
www.asprovita.de

Heilerde

www.luvos.de
und in Apotheken

Russische Frequenzgeräte
WellMed GmbH
Lindwurmstr. 51
80337 München
Tel.: 0049-(0)89-71670670

Zeolith-Klinoptilolith
PANACEO International Active Mineral Production
Tel.: 0043-(0)4257-29064
In Deutschland erhältlich über die Firma Biosa:
Tel.: 0152-56888044
www.panaceo.com

Zur Autorin

Monnica Hackl, geboren 1947, studierte Theologie, Germanistik und Sozialpädagogik, bevor sie sich zur Heilpraktikerin ausbilden ließ. Seit über 30 Jahren ist sie inzwischen auf dem Gebiet der Naturheilkunde tätig. In ihrer Praxis bietet sie neben den klassischen Naturheilverfahren wie Bachblütentherapie, Chiropraktik, Physiotherapie, Schröpfen und Qi Gong auch Schamanische Medizin, Akupunktur und NLP an. Sie hat zahlreiche Bücher zu alternativmedizinischen Themen veröffentlicht, hält seit Jahren Workshops sowie Seminare und bildet Ärzte, Heilpraktiker, Therapeuten und Laien in Naturheilkunde aus.

Homepage: www.monnicahackl.de

Impressum

1. Auflage

Umschlaggestaltung: Geviert, Conny Hepting unter Verwendung mehrerer Motive von © shutterstock
Druck & Bindung: Neografia, Martin
Printed in Slowakia
ISBN: 978-3-424-15273-9

Bildnachweis

Fotos: Corbis: 78 (Pete Leonard), 110 (F1 Online/S. Deissner); iStockphoto: 15 (LiuMeiLi); jump Fotoagentur: 28 (Kristiane Vey), 128 (Annette Falck); picture alliance: 37 (Arco Images); Shutterstock: U1 (Maglara/Sibrikov Valery/LiliGraphie und fractu1), 10 (Gita Kulinitch Studio), 22 (Kuznetsov Alexey), 25 (Pixel Embargo), 43 (Vita Serendipity), 50 (Fotosr52), 75 (zirconicusso), 84 (vesna cvorovic), 87 (Anna Abramskaya)
Illustrationen: Daphne Patellis, München

FSC www.fsc.org
MIX
Papier aus verantwortungsvollen Quellen
FSC® C020353

Verlagsgruppe Random House FSC®N001967

Das für dieses Buch verwendete FSC®-zertifizierte Papier *Profimatt* liefert Sappi, Ehingen.